Heinz-Peter Röhr

# ICH TRAUE MEINER WAHRNEHMUNG

HEINZ-PETER RÖHR

# ICH TRAUE MEINER WAHRNEHMUNG

Heilung nach sexuellem
und emotionalem Missbrauch

PATMOS VERLAG

**Wichtiger Hinweis:**
Die in diesem Buch enthaltenen Informationen, Hinweise und Übungen wurden nach bestem Wissen des Autors erstellt und sorgfältig geprüft. Sie ersetzen jedoch nicht den persönlich eingeholten (psycho-)therapeutischen oder medizinischen Rat. Verlag und Autor können für Irrtümer oder etwaige Schäden, die aus der Anwendung der dargestellten Informationen, Hinweise oder Übungen resultieren, keine Haftung übernehmen. Deren Nutzung bzw. Durchführung erfolgt auf eigene Verantwortung der Leserinnen und Leser.

MIX
Papier | Fördert gute Waldnutzung
FSC® C083411
www.fsc.org

Klimaneutral
Druckprodukt
ClimatePartner.com/14549-2003-1001

Die Verlagsgruppe Patmos ist sich ihrer Verantwortung gegenüber unserer Umwelt bewusst. Wir folgen dem Prinzip der Nachhaltigkeit und streben den Einklang von wirtschaftlicher Entwicklung, sozialer Sicherheit und Erhaltung unserer natürlichen Lebensgrundlagen an. Näheres zur Nachhaltigkeitsstrategie der Verlagsgruppe Patmos auf unserer Website www.verlagsgruppe-patmos.de/nachhaltig-gut-leben

Bibliografische Information der Deutschen Nationalbibliothek
Die Deutsche Nationalbibliothek verzeichnet diese Publikation in der Deutschen Nationalbibliografie; detaillierte bibliografische Daten sind im Internet über http://dnb.d-nb.de abrufbar.

5. Auflage 2023

Verlagsgruppe Patmos in der Schwabenverlag AG, Ostfildern
www.verlagsgruppe-patmos.de
Dieses Buch erschien erstmals 1998 im Walter Verlag unter dem Titel *Ich traue meiner Wahrnehmung. Sexueller und emotionaler Mißbrauch oder Das Allerleirauh-Schicksal*, danach 2010 in überarbeiteter Neuausgabe im Patmos Verlag, Mannheim, unter dem Titel *Missbrauch überleben. Heilung nach sexueller und emotionaler Gewalt.*

Umschlaggestaltung: Finken & Bumiller, Stuttgart
Umschlagabbildung: stumpfi / photocase.de
Druck: CPI books GmbH, Leck
Hergestellt in Deutschland
ISBN 978-3-8436-0590-8

# *Inhalt*

## *Dank*

Danken möchte ich besonders den Patientinnen und Patienten, die den Mut hatten, in einer Indikationsgruppe für sexuellen Missbrauch offen über ihre Gefühle und Erfahrungen zu berichten, und bereit waren, persönliche Aufzeichnungen zur Verfügung zu stellen. Mit ihrer Hilfe konnte ich die Dynamik des sexuellen Missbrauchs tiefer verstehen.

Herzlich danken möchte ich auch meiner Frau Annemie für die Überarbeitung des Manuskripts. Ihre Anregungen und ihre konstruktive Kritik trugen wesentlich zum Gelingen bei.

# Vorwort*



Märchen haben einen unschätzbaren Wert – sie sind Antworten der Seele auf die Probleme der Menschen. Mit Hilfe der Bildersprache, die die Sprache des Unbewussten ist, findet eine dramatische Inszenierung statt, die menschliche Probleme beschreibt. Die Helden der Märchen müssen immer viele Prüfungen bestehen, Hindernisse überwinden und mitunter hartes Leid ertragen, bis sie zum Ende hin so etwas wie Erlösung erleben. Aus all dem darf geschlossen werden, dass diese Umwege und Rückschläge mit zu einer Entwicklung zum Guten dazugehören; denn jedes Märchen findet für das geschilderte Problem ein Happy-End, also eine Lösung, die die Seele für geeignet hält.

Märchen sind daher keineswegs nur eine Lektüre für Kinder. Sie sind wie Projektionsflächen und führen in eine fremde und doch vertraute Welt. In meiner Arbeit mit Suchtkranken haben sie einen festen Platz. Wenn ein Märchen genau die Problematik einer Patientin oder eines Patienten widerspiegelt, erweist es sich für den psychotherapeutischen Prozess als besonders wertvoll. Ich empfehle in diesen Fällen Betroffenen, das entsprechende Märchen immer wieder zu lesen. Das Unbewusste wird durch die Lektüre tief berührt und angesprochen, da Märchen wie Träume und Imaginationen ihren Ursprung in der Seele haben und dieselbe bildhafte Sprache sprechen.

Veränderung wird im Alltag nur wirksam, wenn auch unbewusste Prozesse verändert werden, dies ist Ziel jeder Psychotherapie. Seelische Störungen und Krankheiten lassen sich nie mit dem Verstand allein beseitigen, mit den Mitteln der Logik einfach abstellen. Märchen können Wegweiser in scheinbar ausweglosen Situationen sein. Sie fördern konstruktive Prozesse und Neuorientierungen und weisen einen eigenen Weg zur Lösung von Problemen. Diesen Weg gilt es zu entschlüsseln, damit sich die höchst wichtige Frage beantwortet, welche Mittel und Wege das Märchen zur Heilung vorschlägt, mit anderen Worten, welche Lösung die Seele, die Weisheit des Unbewussten, findet.

Die außerordentlich positive Resonanz auf dieses Buch hat mich sehr gefreut. Seit seiner Erstveröffentlichung 1998 bekomme

* Vorwort zur überarbeiteten Neuausgabe 2010

ich immer wieder Rückmeldungen darüber, dass Betroffene und Angehörige sich mit Hilfe der Lektüre selbst besser verstehen lernten und viele ermutigt wurden, Selbsthilfe und professionelle Hilfe zu suchen. Manchen war das Buch Begleiter während einer stationären oder ambulanten Therapie.

Dem Patmos Verlag danke ich für die vorliegende überarbeitete Neuausgabe. Die Veränderungen umfassen eine Beschreibung neuerer therapeutischer Strategien zur Bewältigung sexueller Traumatisierungen, eine Ergänzung der Literaturhinweise sowie ein aktualisiertes Adressenverzeichnis.

Bad Fredeburg, im Dezember 2009
*Heinz-Peter Röhr*

# TEIL I
## *Das Allerleirauh-Schicksal*
## *Sexueller Missbrauch in der Familie*

Es war einmal ein König, der hatte eine Frau mit goldenen Haaren, und sie war so schön, dass sich ihresgleichen nicht mehr auf Erden fand. Es geschah, dass sie krank lag, und als sie fühlte, dass sie bald sterben würde, rief sie den König und sprach: »Wenn du nach meinem Tode dich wieder vermählen willst, so nimm keine, die nicht ebenso schön ist, als ich bin, und die nicht solche goldene Haare hat, wie ich habe; das musst du mir versprechen.« Nachdem es ihr der König versprochen hatte, tat sie die Augen zu und starb.

Der König war lange Zeit nicht zu trösten und dachte nicht daran, eine zweite Frau zu nehmen. Endlich sprachen seine Räte: »Es geht nicht anders, der König muss sich wieder vermählen, damit wir wieder eine Königin haben.« Nun wurden Boten weit und breit umhergeschickt, eine Braut zu suchen, die an Schönheit der verstorbenen Königin ganz gleichkäme. Es war aber keine in der ganzen Welt zu finden, und wenn man sie auch gefunden hätte, so war doch keine da, die solch goldene Haare gehabt hätte. Also kamen die Boten unverrichteter Sache wieder heim.

Nun hatte der König eine Tochter, die war gerade so schön wie ihre verstorbene Mutter und hatte auch solch goldene Haare. Als sie herangewachsen war, sah sie der König einmal an und sah, dass sie in allem seiner verstorbenen Gemahlin ähnlich war, und fühlte plötzlich eine heftige Liebe zu ihr. Da sprach er zu seinen Räten: »Ich will meine Tochter heiraten, denn sie ist das Ebenbild meiner verstorbenen Frau, und sonst kann ich doch keine Braut finden, die ihr gleicht.« Als die Räte das hörten, erschraken sie und sprachen: »Gott hat verboten, dass der Vater seine Tochter heirate, aus der Sünde kann nichts Gutes entspringen, und das Reich wird ins Verderben gezogen.« Die Tochter erschrak noch mehr, als sie den Entschluss ihres Vaters vernahm, hoffte aber, ihn von seinem Vorhaben noch abzubringen. Da sagte sie zu ihm: »Eh' ich Euren Wunsch erfülle, muss ich erst drei Kleider haben, eins so golden wie die Sonne, eins so silbern wie der Mond und eins so glänzend wie die Sterne; ferner verlange ich einen Mantel von tausenderlei Pelz und Rauhwerk zusammengesetzt, und ein jedes Tier in Eurem Reich muss ein Stück von seiner Haut dazugeben.« Sie dachte aber: »Das anzuschaffen ist ganz unmöglich, und ich bringe damit meinen Vater von seinen bösen Gedanken ab.« Der König ließ aber nicht ab, und die geschicktesten Jungfrauen in seinem Reiche mussten die drei Kleider weben, eins so golden wie die Sonne, eins so silbern wie der Mond und eins so glänzend wie die Sterne; und seine Jäger mussten alle Tiere im ganzen Reiche auffangen und ihnen ein Stück von ihrer Haut abziehen; daraus ward ein Mantel von tausenderlei Rauhwerk gemacht. Endlich, als alles fertig war, ließ der König den Mantel herbeiholen, breitete ihn vor ihr aus und sprach: »Morgen soll die Hochzeit sein.«

Als nun die Königstochter sah, dass keine Hoffnung mehr war, ihres Vaters Herz umzuwenden, so fasste sie den Entschluss zu entfliehen. In der Nacht, während alles schlief, stand sie auf und nahm von ihren Kostbarkeiten dreierlei, einen goldenen Ring, ein goldenes Spinnrädchen und ein goldenes Haspelchen; die drei Kleider von Sonne, Mond und Sternen tat sie in eine Nussschale, zog den Mantel von allerlei Rauhwerk an und machte sich Gesicht und Hände mit Ruß schwarz. Dann befahl sie sich Gott und ging fort und ging die ganze Nacht, bis sie in einen großen Wald kam. Und weil sie müde war, setzte sie sich in einen hohlen Baum und schlief ein.

Die Sonne ging auf, und sie schlief fort und schlief noch immer, als es schon hoher Tag war. Da trug es sich zu, dass der König[1], dem dieser Wald gehörte, darin jagte. Als seine Hunde zu dem Baum kamen, schnupperten sie, liefen rings herum und bellten. Sprach der König zu den Jägern: »Seht doch, was dort für ein Wild sich versteckt hat.« Die Jäger folgten dem Befehl, und als sie wiederkamen, sprachen sie: »In dem hohlen Baum liegt ein wunderliches Tier, wie wir noch niemals eins gesehen haben: an seiner Haut ist tausenderlei Pelz; es liegt aber und schläft.« Sprach der König: »Seht zu, ob ihr's lebendig fangen könnt, dann bindet's auf den Wagen und nehmt's mit.« Als die Jäger das Mädchen anfassten, erwachte es voll Schrecken und rief ihnen zu: »Ich bin ein armes Kind, von Vater und Mutter verlassen, erbarmt euch mein und nehmt mich mit.« Da sprachen sie: »Allerleirauh, du bist gut für die Küche, komm nur mit, da kannst du die Asche zusammenkehren.« Also setzten sie es auf den Wagen und fuhren heim in das königliche Schloss. Dort wiesen sie ihm ein Ställchen an unter der Treppe, wo kein Tageslicht hinkam, und sagten: »Rauhtierchen, da kannst du wohnen und schlafen.« Dann ward es in die Küche geschickt, da trug es Holz und Wasser, schürte das Feuer, rupfte das Federvieh, belas das Gemüse, kehrte die Asche und tat alle schlechte Arbeit.

Da lebte Allerleirauh lange Zeit recht armselig. Ach, du schöne Königstochter, wie soll's mit dir noch werden! Es geschah aber einmal, dass ein Fest im Schloss gefeiert ward, da sprach sie zum Koch: »Darf ich ein wenig

---

1 Hier wird oft nicht verstanden, dass es sich um einen anderen König handelt, also nicht um den Vater von Allerleirauh.

hinaufgehen und zusehen? Ich will mich außen vor die Türe stellen.« Antwortete der Koch: »Ja, geh nur hin, aber in einer halben Stunde musst du wieder hier sein und die Asche zusammentragen.« Da nahm sie ihr Öllämpchen, ging in ihr Ställchen, zog den Pelzrock aus und wusch sich den Ruß von dem Gesicht und den Händen ab, so dass ihre volle Schönheit wieder an den Tag kam. Dann machte sie die Nuss auf und holte ihr Kleid hervor, das wie die Sonne glänzte. Und wie das geschehen war, ging sie hinauf zum Fest, und alle traten ihr aus dem Weg, denn niemand kannte sie, und meinten nicht anders, als dass es eine Königstochter wäre. Der König aber kam ihr entgegen, reichte ihr die Hand und tanzte mit ihr und dachte in seinem Herzen: »So schön haben meine Augen noch keine gesehen.« Als der Tanz zu Ende war, verneigte sie sich, und wie der König sich umsah, war sie verschwunden, und niemand wusste, wohin. Die Wächter, die vor dem Schlosse standen, wurden gerufen und ausgefragt, aber niemand hatte sie erblickt.

Sie aber war in ihr Ställchen gelaufen, hatte geschwind ihr Kleid ausgezogen, Gesicht und Hände schwarz gemacht und den Pelzmantel umgetan und war wieder Allerleirauh. Als sie nun in die Küche kam und an die Arbeit gehen und die Asche zusammenkehren wollte, sprach der Koch: »Lass das gut sein bis morgen und koche mir da die Suppe für den König, ich will auch einmal ein bisschen oben zugucken; aber lass mir kein Haar hineinfallen, sonst kriegst du in Zukunft nichts mehr zu essen.« Da ging der Koch fort, und Allerleirauh kochte die Suppe für den König und kochte eine Brotsuppe, so gut es konnte, und wie sie fertig war, holte es in dem Ställchen seinen goldenen Ring und legte ihn in die Schüssel, in welche die Suppe angerichtet ward. Als der Tanz zu Ende war, ließ sich der König die Suppe bringen und aß sie, und sie schmeckte ihm so gut, dass er meinte, niemals eine bessere Suppe gegessen zu haben. Wie er aber auf den Grund kam, sah er da einen goldenen Ring liegen und konnte nicht begreifen, wie er dahingeraten war. Da befahl er, der Koch sollte vor ihn kommen. Der Koch erschrak, wie er den Befehl hörte, und sprach zu Allerleirauh: »Gewiss hast du ein Haar in die Suppe fallen lassen; wenn's wahr ist, so kriegst du Schläge.« Als er vor den König kam, fragte dieser, wer die Suppe gekocht hätte. Antwortete der Koch: »Ich habe sie gekocht.« Der König aber sprach: »Das ist nicht wahr; denn sie war auf eine andere Art und viel besser gekocht als sonst.« Antwortete er: »Ich muss es gestehen, dass ich sie nicht gekocht habe, sondern das Rauhtierchen.« Sprach der König: »Geh und lass es heraufkommen.«

Als Allerleirauh kam, fragte der König: »Wer bist du?« »Ich bin ein armes Kind, das keinen Vater und Mutter mehr hat.« Fragt er weiter: »Wozu bist du in meinem Schloss?« Antwortete es: »Ich bin zu nichts gut, als dass mir die Stiefeln um den Kopf geworfen werden.« Fragte er weiter: »Wo hast du den Ring her, der in der Suppe war?« Antwortete es: »Von dem Ring weiß ich nichts.« Also konnte der König nichts erfahren und musste es wieder fortschicken.

Über eine Zeit war wieder ein Fest, da bat Allerleirauh den Koch wie voriges Mal um Erlaubnis, zusehen zu dürfen. Antwortete er: »Ja, aber komm in einer halben Stunde wieder und koch dem König die Brotsuppe, die er so gerne isst.« Da lief es in sein Ställchen, wusch sich geschwind und nahm aus der Nuss das Kleid, das so silbern war wie der Mond, und tat es an. Da ging sie hinauf und glich einer Königstochter; und der König trat ihr entgegen und freute sich, dass er sie wiedersah, und weil eben der Tanz anhub, so tanzten sie zusammen. Als aber der Tanz zu Ende war, verschwand sie wieder so schnell, dass der König nicht bemerken konnte, wo sie hinging. Sie sprang aber in ihr Ställchen und machte sich wieder zum Rauhtierchen und ging in die Küche, die Brotsuppe zu kochen. Als der Koch oben war, holte es das goldene Spinnrad und tat es in die Schüssel, so dass die Suppe darüber angerichtet wurde. Danach ward sie dem König gebracht, der aß sie, und sie schmeckte ihm so gut wie das vorige Mal, und ließ den Koch kommen, der musste auch diesmal gestehen, dass Allerleirauh die Suppe gekocht hätte. Allerleirauh kam da wieder vor den König, aber sie antwortete, dass sie nur dazu da wäre, dass ihr die Stiefeln an den Kopf geworfen würden und dass sie von dem goldenen Spinnrädchen gar nichts wüsste.

Als der König zum dritten Mal ein Fest anstellte, da ging es nicht anders als die vorigen Male. Der Koch sprach zwar: »Du bist eine Hexe, Rauhtierchen, und du tust immer etwas in die Suppe, davon sie so gut wird und dem König besser schmeckt, als was ich koche«; doch weil es so bat, so ließ er es auf die bestimmte Zeit hingehen. Nun zog es ein Kleid an, das wie die Sterne glänzte, und trat damit in den Saal. Der König tanzte wieder mit der schönen Jungfrau und meinte, dass sie noch niemals so schön gewesen wäre. Und während er tanzte, steckte er ihr, ohne dass sie es merkte, einen goldenen Ring an den Finger und hatte befohlen, dass der Tanz recht lange währen sollte. Wie er zu Ende war, wollte er sie an den Händen festhalten, aber sie riss sich los und sprang so geschwind unter die Leute, dass sie vor seinen Augen verschwand. Sie lief, was sie konnte, in ihr Ställchen unter der Treppe, weil sie aber zu lange und über eine halbe Stunde geblieben war, so konnte sie das schöne Kleid nicht ausziehen, sondern warf nur den Mantel von Pelz darüber, und in der Eile machte sie sich auch nicht ganz rußig, sondern ein Finger blieb weiß. Allerleirauh lief nun in die Küche, kochte dem König die Brotsuppe und legte, wie der Koch fort war, den goldenen Haspel hinein. Der König, als er den Haspel auf dem Grund fand, ließ Allerleirauh rufen; da erblickte er den weißen Finger und sah den Ring, den er ihr angesteckt hatte. Da ergriff er sie an der Hand und hielt sie fest, und als sie sich losmachen und fortspringen wollte, tat sich der Pelzmantel ein wenig auf, und das Sternenkleid schimmerte hervor. Der König fasste den Mantel und riss ihn ab. Da kamen die goldenen Haare hervor, und sie stand da in voller Pracht und konnte sich nicht länger verbergen. Und als sie Ruß und Asche aus ihrem Gesicht gewischt hatte, da war sie schöner, als man noch jemand auf Erden gesehen hat. Der König aber sprach: »Du bist meine liebe Braut, und wir scheiden nimmermehr voneinander.« Darauf ward die Hochzeit gefeiert, und sie lebten vergnügt bis an ihren Tod.[2]

---

2 Brüder Grimm: Kinder- und Hausmärchen. 15. Aufl. Artemis & Winkler, Düsseldorf/Zürich 1997, S. 371–376 (Interpunktion und Rechtschreibung behutsam modernisiert).

Sexueller Missbrauch ist ein weltweites Problem. Durch die Medien sind wir über die Kinderprostitution in den Ländern der dritten Welt – eine Folge extremer sozialer Ungerechtigkeit – gut informiert. Hauptsächlich sind die Kinder in diesen Ländern Opfer des Sextourismus, der viele »normale« Europäer nach Asien und Lateinamerika zieht. Da die Dritte-Welt-Länder weit entfernt sind, scheint auch das Problem des sexuellen Missbrauchs weit entfernt zu sein. Dabei ist sexuelle Ausbeutung in der europäischen Familie so häufig, dass man geneigt ist, die veröffentlichten Zahlen als falsch und völlig übertrieben abzutun. Im Sommer 1996 publizierte das österreichische Frauenministerium eine Studie, wonach jedes vierte Mädchen bis sechzehn Jahre während seiner Entwicklung Opfer sexuellen Missbrauchs wird. Gemäß dieser Studie beginnt der Missbrauch in mehr als sechzig Prozent der Fälle im Vorschulalter oder während der Grundschulzeit. In vierundneunzig Prozent der Fälle kannten die sexuell ausgebeuteten Kinder ihre Peiniger. Auch wenn diese Zahlen unglaublich hoch erscheinen, muss davon ausgegangen werden, dass sie richtig sind und wohl auch für alle anderen westlichen Industrieländer gelten.

Aufgeschreckt durch die abscheulichen Taten ganzer Kinderschänderbanden sowie diverser Mordfälle hat besonders die Sensationspresse dazu beigetragen, dass die Öffentlichkeit aufgerüttelt und für die Problematik des sexuellen Missbrauchs und der Kinderprostitution sensibilisiert wurde. Der Ruf nach härteren Strafen wird immer lauter, Forderungen nach einer Behandlung der Täter gehen dabei unter. Eine schwerere Bestrafung löst das Problem aber nicht. Eine Verschärfung des Strafrahmens für diese Delikte würdigt zwar die Schwere dieser Verbrechen, ist jedoch kein wirksamer Schutz gegen Wiederholung.

Insgesamt führt die durch spektakuläre Fälle ausgelöste Diskussion an der Tatsache vorbei, dass sexueller Missbrauch an Kindern in vielen Familien zum Tagesgeschehen gehört. Das Problem wird immer noch in völlig unzureichender Weise gesehen, und immer noch unterliegt millionenfacher sexueller Missbrauch einer kollektiven Verdrängung. Dadurch bleiben die Opfer in den meisten Fällen sich selbst überlassen. Das hierdurch verursachte seelische Leid ist unermesslich groß. Viele Mädchen (und Jungen) leiden lebenslänglich unter den Folgen.

Wenn auch in erster Linie Mädchen betroffen sind, ist davon auszugehen, dass auch viele Jungen Opfer sexuellen Missbrauchs werden. Die weitaus größere Zahl Betroffener wird niemals über das Verbrechen reden, welches an ihrem Körper, ihrem Geist und ihrer Seele begangen wurde. Männliche Opfer geben die Missbrauchserfahrung auf Grund einer noch höheren Schamschwelle noch seltener preis.

Viele suchtartige Störungen (zum Beispiel Arbeits- oder Fernsehsucht) und nicht selten Suchtkrankheiten sind Folge sexueller Ausbeutung. Sexueller Missbrauch und Sucht weisen viele Parallelen auf. So gehört zur Sucht der Missbrauch des Suchtmittels. Es wird sich auch zeigen, dass der Täter durch den sexuellen Missbrauch ein Problem zu lösen versucht.

Bei meiner Arbeit mit Suchtkranken wurde das Problem der sexuellen Ausbeutung immer wieder zu einem zentralen Thema in der Therapie. Es ist davon auszugehen, dass die Suchtkrankheit nach einer scheinbar erfolgreichen Behandlung mit großer Wahrscheinlichkeit in Form von Rückfällen wieder ausbrechen wird, wenn dieses Thema nicht oder nur unzureichend bearbeitet wurde. Doch selbst in der Therapiesituation ist die Scham bei manchen Betroffenen so stark, dass sie ihre Missbrauchserfahrungen nicht preisgeben. Ihnen ist zu wünschen, dass sie eine Therapeutin oder einen Therapeuten suchen und finden, der kompetent und bereit ist, mit ihnen an diesem Problem zu arbeiten.

Sexueller Missbrauch bedeutet immer einen massiven Eingriff in die Persönlichkeit eines Menschen und führt fast unvermeidlich zu seelischen, körperlichen und manchmal geistigen Störungen. Menschen, die solche kriminellen Handlungen an sich selbst erdulden und erleiden mussten, sind wie gezeichnet in wesentlichen Bereichen ihrer Existenz. Sie haben mit sich selbst und ihrem Dasein große Schwierigkeiten, und immer wieder geraten sie in tragische Beziehungen.

Die Folgen des sexuellen Missbrauchs sind äußerst unterschiedlich. Die Betroffenen kommen wegen Identitätsproblemen, Sexualproblemen, psychosomatischen Beschwerden, Waschzwängen, Depressionen, selbstverletzendem Verhalten (Schnippeln) sowie wegen Suchtkrankheiten wie Alkohol-, Drogen- und Medikamentenabhängigkeit, gestörtem Essverhalten, Ess-Brechsucht (Bulimie) oder Magersucht in Therapie. Sie führen zunächst verschiedene, meist vielfältige Beschwerden und Probleme an, selten kommen sie sofort auf die sexuelle Missbrauchserfahrung zu sprechen. Die Schamschwelle ist hoch, und es liegt nicht selten ein Tabu, ein Familiengeheimnis, über diesem Thema. Der harte Befehl, Stillschweigen zu bewahren, der in der Kindheit oder Jugendzeit große Angst verursachte und der zudem unmittelbar mit einer Tat in Zusammenhang stand, die selbst große Angst erzeugte, hat nachhaltige Wirkung. Er bringt die Betroffenen dazu, auch als Erwachsene zu schweigen.

Wie gehen Missbrauchsopfer mit einem Erlebnis um, das es eigentlich nicht geben darf? Der sicherlich mit Abstand häufigste Versuch, das Problem zu bewältigen, ist, es einfach zu vergessen. Es wird aus dem Bewusstsein verdrängt. Der Verdrängungsprozess ist nicht selten so perfekt, dass der Missbrauch nicht mehr erinnert werden kann; das heißt, die Frage, ob ein Missbrauch stattgefunden hat, wird mit einem aufrichtigen Nein beantwortet – die Erinnerung daran ist verschwunden. Doch häufig ist das Trauma auf merkwürdige Weise im Bewusstsein präsent. Viele Opfer fragen sich, ob das Drama tatsächlich stattgefunden hat: Ist es wirklich wahr, dass mein Vater all die abscheulichen Dinge mit mir gemacht hat? Habe ich sie mir nur eingebildet? Sind sie Produkte meiner (kranken) Phantasie? Kann ich meiner Wahrnehmung trauen? – Therapie hat immer dafür Sorge zu tragen, dass Menschen sicher werden in ihrer Wahrnehmung.

Trotz der unterschiedlichen Symptome, die die Betroffenen aufweisen, sind auch immer wieder viele Gemeinsamkeiten zu beobachten. Im Grimm'schen Märchen »Allerleirauh« spiegelt sich das Drama des Inzests, des sexuellen Missbrauchs durch den Vater. Alle wesentlichen Symptome, Besonderheiten und Prozesse bilden sich darin ab. Es ist mein Anliegen, anhand dieses Märchens eine möglichst breite Übersicht über das Problem des sexuellen Missbrauchs zu geben. Kein Betroffener wird daher alle beschriebenen Symptome und Störungen bei sich beobachten, auch die Ausprägung kann stark variieren.

Die Handlung des Märchens beschreibt die Folgen des Inzests zwischen Vater und Tochter in bildhafter Sprache. Da diese Form des sexuellen Missbrauchs die insgesamt häufigste ist, wird er in der Interpretation in erster Linie berücksichtigt. Stiefvater, andere Verwandte, ältere Geschwister, Nachbarn usw. können durch ihre sexuellen Übergriffe in ähnlicher Weise Schädigungen hervorrufen. Entscheidend scheint zu sein, in welcher gefühlsmäßigen Beziehung ein Mensch zu demjenigen steht, der sich zum Täter macht. Der Vertrauensbruch, der Herzensbruch, den ein Mensch begeht, der vom Kind geliebt wird, sowie der scharfe Befehl absoluten Stillschweigens unter Androhung von schlimmen Strafen scheinen die wesentlichen Ursachen für die verheerenden Folgen der sexuellen Ausbeutung zu sein.

Der Zwang zur Wiederholung – ein psychisches Gesetz – bringt die Menschen dazu, ihr Drama immer wieder neu zu inszenieren, solange es nicht verarbeitet ist. Es ist bedrückend, dass missbrauchte Menschen diesem inneren Zwang immer wieder ausgeliefert sind. Schon Freud wies darauf hin, dass sexuell ausgebeutete Kinder den Missbrauch in ihrem späteren Leben wahrscheinlich noch mehrmals erleben müssen und selbst unbewusst dazu beitragen, dass sich die Tragödie wiederholt. Vielfach werden Missbrauchsopfer selbst Täter – auch dies wird Thema werden.

Märchen halten mit unerschütterlichem Optimismus daran fest, dass es Heilung, Erlösung gibt; denn sie enden immer glücklich. Wir wollen versuchen, mit Hilfe des Märchens »Allerleirauh« die Problematik des sexuellen Missbrauchs tiefer zu begreifen und herauszufinden, wie Heilung möglich wird. Insbesondere Betroffenen soll das Buch helfen, sich selbst besser zu verstehen.

Das Buch will ein Beitrag zur Bibliotherapie sein. Diese Therapieform vermittelt über das Lesen von Texten eine vertiefte Kenntnis von psychischen Störungen. Das kann erleichtern und auch ermutigen, Hilfe zu suchen. Es ist wichtig zu verstehen, dass man nicht der/die Einzige mit diesem Schicksal ist, sondern dass viele andere Menschen ebenso leiden. Natürlich will die Bibliotherapie immer auch Wege aus dem Dilemma zeigen; damit kann sie ein Leitfaden für die Therapie sein.

Im zweiten Teil werden weitere Formen des Missbrauchs an Kindern beschrieben, die mir besonders häufig in der Arbeit mit Suchtkranken begegneten. Die Folgen sind denen des sexuellen Missbrauchs oft ähnlich, zum Beispiel, wenn Kinder

→ offen oder unterschwellig für das Leid ihres Vaters beziehungsweise ihrer Mutter verantwortlich gemacht werden;

- → Partnerersatz sein müssen und eine viel zu enge Beziehung zu einem Elternteil entsteht;
- → die unerfüllten Träume der Eltern befriedigen sollen;
- → körperlich misshandelt werden.

Schließlich finden Sie die authentische Schilderung eines sexsüchtigen Patienten. Diese wurde wiedergegeben, da hier der Zusammenhang zwischen sexuellem Missbrauch und Suchtverhalten besonders deutlich wird.

Es mag irritieren, dass ich als männlicher Therapeut zum Thema »Sexueller Missbrauch« schreibe, wo doch vorwiegend Frauen betroffen sind. Bei meiner Arbeit mit Suchtkranken ist es selbstverständlich geworden, dieses Thema möglichst offensiv anzusprechen, denn wie erwähnt, scheitert die Therapie (nicht selten mehrere), wenn dieser zentrale Problembereich ausgegrenzt wird. Den sexuellen Missbrauch zu verschweigen, ist ein Charakteristikum der Störung. Generell gilt, dass Menschen ihre emotionalen Probleme und Nöte eher preisgeben, wenn sie spüren, dass der Therapeut sie versteht und einem Problem nicht hilflos gegenübersteht; das Geschlecht des Therapeuten spielt dann eine weniger wichtige Rolle. Immer wieder kommt es während der Therapie vor, dass Frauen mit einem männlichen Therapeuten Probleme haben (beziehungsweise Männer mit Therapeutinnen). Die sensible Bearbeitung dieser Vorbehalte ist wichtig für den Therapieprozess. Meist muss der Therapeut bereit sein, Kränkungen zu ertragen – Abwertungen, die in Wirklichkeit nicht ihm persönlich gelten, sondern quasi stellvertretend an ihn gerichtet werden.

## Der Tod der Königin mit den goldenen Haaren



Das Märchen beginnt mit einem Drama. Ein König verliert das Liebste, was er hat. Die wunderschöne Königin mit dem goldenen Haar liegt im Sterben. Wenn wir uns in diese Szene hineinfühlen, verstehen wir, dass der König sich gegen das, was hier geschieht, aufbäumen muss. Mit allen Mitteln wird er sich an den geringsten Hoffnungsschimmer klammern und versuchen, sich gegen den drohenden Verlust zu wehren. Aber die brutale Wirklichkeit lässt ihm keine Chance. Er wird verzweifelt sein, denn alles in diesem ersten Bild deutet darauf hin, dass er seine Königin über alles liebte: Die Schönheit der Königin und ihr goldenes Haar stehen – unter anderem – auch für die Tiefe des Gefühls, mit der sie von ihm geliebt wird.

Der König muss der sterbenden Königin das Versprechen geben, nach ihrem Tod eine Frau von gleicher Schönheit zu heiraten. Dieses Versprechen trägt eine merkwürdige Botschaft in sich. Warum will die Königin genau dieses Versprechen erhalten? Ist es Sorge um den Gatten, den sie zurücklassen muss, oder steckt etwas anderes hinter dieser Forderung? – Gerade solche eigentümlichen Widersprüche sind für uns von Interesse, sie dürfen nicht als blosse Lückenfüller angesehen werden. Am Ende unserer Märchendeutung werden wir uns dieser merkwürdigen Forderung der Königin erinnern. Fast immer ist es in Märchen und ähnlichen Texten so, dass im Anfang schon das Ende angelegt ist, das gilt auch für diese Szene zwischen König und Königin.

Nach einer langen Zeit der Trauer und der Suche nach Ersatz für die Königin wird dem König klar, dass einzig die eigene Tochter die gleiche Schönheit besitzt. Nur durch die Heirat mit ihr kann er dem Versprechen nachkommen, das er seiner Frau gab. Die bildhafte Sprache des Märchens erzählt von der Absicht des Königs, seine Tochter zu heiraten; doch aus dem, was bei einer weiteren Betrachtung hervorgeht, wird deutlich, dass dieses Geschehen mit unglaublicher Präzision den Leidensweg eines vom Vater sexuell missbrauchten Mädchens beschreibt.

Das Märchen hat letztlich recht, wenn es behauptet, dass die Hochzeit erst am nächsten Tag sein soll. Eine Hochzeit ist ein fröhliches Fest und setzt voraus, dass zwei Menschen sich vereinen, die dazu auch in der Lage sind. Der König sucht die Vereinigung mit seiner Tochter und verspricht ihr die Rolle der Partnerin. In den Augen des Königs ist dies kein Problem – wohl aber für seine Tochter. Im weiteren Verlauf beschreibt das Märchen die innere Welt eines missbrauchten Kindes, das in einem Mantel aus tausenderlei Tierfellen unter der Treppe in einem Verschlag leben muss.

In Märchen geschehen mitunter grausame Dinge, die letztlich jedoch eine positive Wirkung haben. Der Retter, oft ein Königssohn, muss zum Beispiel dem Drachen den Kopf abschlagen, oder es geschehen üble Morde, wobei die Darstellung drastisch, mitunter abschreckend wirkt. Vielfach taucht dann die Frage auf, ob solche Märchen wegen ihrer Brutalität Kindern überhaupt zugemutet werden können. Diese Gräueltaten stehen aber symbolisch dafür, dass etwas Negatives, also etwas, was der gesunden Entwicklung im Wege steht, verschwinden muss, die Brutalität erscheint damit in einem anderen Licht.

Umgekehrt kann das wirklich Grausame auch verschwiegen oder verschlüsselt sein wie im Märchen »Allerleirauh«, wo nur von Heiratsplänen die Rede ist. In Wirklichkeit – der weitere Ablauf der Handlung weist untrüglich darauf hin – können wir das Geschehen als den vollzogenen sexuellen Missbrauch eines Vaters an seiner Tochter, einen Inzest also, verstehen. Für die Märchen, die unbewusste Prozesse beschreiben, ist nicht der detailgetreue Ablauf einer Handlung von Bedeutung, sondern die innere, gefühlsmäßige Aufladung, die sich darin ausdrückt, muss stimmen.

In Träumen ist dies mitunter ähnlich. Eine schlimme Begebenheit, ein Unfall, eine tragische Situation, die starke Ängste erzeugte, Verlusterlebnisse usw., die gefühlsmäßig nicht verarbeitet werden konnten, verfolgen den Träumer oft in verschlüsselten Inszenierungen, ohne auf das tatsächliche Ereignis einzugehen. Das, was der Träumer spürt, die gefühlsmäßige Aufladung, entspricht genau diesen schockierenden Erlebnissen. Aus solchen Träumen werden häufig Alpträume, die sich wiederholen, bis eine Lösung für das Problem gefunden wird, die das Unbewusste akzeptiert.

### *Das Drama des sexuellen Missbrauchs*

Wird ein Kind vom eigenen Vater sexuell missbraucht, erleidet es eine grundlegende Verletzung seiner Persönlichkeit. Die Missbrauchserfahrung wird das Lebensgefühl dieses Menschen entscheidend beeinflussen und Störungen auf verschiedenen Ebenen hervorrufen.

Beim sexuellen Missbrauch wird eine entscheidende Grenze, die ein Vater seiner Tochter gegenüber respektieren sollte, nicht beachtet. Um die Folgen dieser Grenzüberschreitung in ihrer ganzen Tragweite zu verstehen, ist es gut, sich zunächst die Bedingungen für eine günstige Entwicklung bewusst zu machen:

Zu einer gesunden Entwicklung gehört, dass ein Kind sich seinem Vater unbefangen nähern kann, dass es keine Angst davor haben muss, Zärtlichkeiten mit ihm auszutauschen. Es benötigt zum gesunden Wachstum und zur Entwicklung eines positiven Daseinsgefühls nicht nur sein Lob und seine Anerkennung, sondern auch Berührungen wie Streicheln, Umarmungen und Liebkosungen. Der unbekümmerte Körperkontakt zwischen Eltern und Kind ist geradezu eine Voraussetzung für die gesunde seelische Entwicklung. Körperkontakt, in den ersten Lebensmonaten besonders mit der Mutter, ist für die Ausbildung der Liebesfähigkeit eines Menschen von nicht zu überschätzender Bedeutung.

Der Körper ist der Ort, wo die Liebe der Eltern erfahren, gespürt und gefühlt wird. Und nur durch unbeschwerten Körperkontakt entwickelt ein Kind eine tiefere Sensibilität für den eigenen Körper.

Lustvoll erlebter Körperkontakt vermittelt dem Kind Zufriedenheit und Sicherheit. Dies ist ein Grundbedürfnis, das befriedigt werden will. Eltern, die auf Grund eigener Probleme Körperkontakt mit ihrem Kind vermeiden, geben ihre eigenen Schwierigkeiten an die nächste Generation weiter. Kinder, die Liebe und Körperkontakt vermissen müssen, beginnen früh, Ersatz zu suchen. Sie entwickeln seelische und körperliche Symptome und versuchen beispielsweise, über die Nahrungsaufnahme Befriedigung zu erreichen. Große Mengen Süßigkeiten sind Seelentröster, die als solche oft nicht erkannt werden. Bereits in der frühen Kindheit entsteht so eine Essstörung, die zum lebenslänglichen Problem werden kann.

Wie viel Vertrauen ein Kind zu sich selbst hat, ist wesentlich davon abhängig, wie viel Vertrauen es zu den ersten Menschen, denen es anvertraut war, also Mutter und Vater, haben konnte. Die Entwicklung des Vertrauens zu seinen Eltern ist für seine seelische Stabilität von zentraler Bedeutung, denn daraus wird sich vor allem sein Sicherheitsgefühl, sein »Urvertrauen« entwickeln.

Wird das Sicherheitsgefühl nicht in genügender Weise aufgebaut, bestimmt Angst das Leben – Angst in den verschiedensten Formen und mit den unterschiedlichsten Auswirkungen. Die gefühlsmäßige Vernachlässigung durch eine kalte, unmenschliche Atmosphäre; Überforderung, zum Beispiel mit Leistungen, die ein Kind nicht erbringen kann; Krisen in der Familie; körperliche Gewalt; suchtkranke Eltern usw. führen dazu, dass ein Mensch kein Vertrauensverhältnis zu sich und der Welt entwickeln kann.

Ein Kind will die Welt entdecken und verstehen. Allmählich erkennt es, dass diese nicht nur gute, sondern auch böse und grausame Seiten hat. Die Eltern bieten ihm einen geschützten Raum, in dem es – ein verletzliches Wesen – diese Erkenntnisse allmählich zu integrieren und sich zu entwickeln vermag. Es spielt dabei keine entscheidende Rolle, dass der Schutz, den der Vater gewähren kann, in Wirklichkeit sehr begrenzt ist. Vor Krankheit, Schicksalsschlägen, Tod und vielen Gefahren wird er nur sehr unzureichend schützen können. Entscheidend ist, dass das Kind sich beschützt fühlt und seine Angst damit beruhigen kann. Der Vater ist neben der Mutter der wichtigste Mensch; er wird verehrt, und mit seiner Überlegenheit identifiziert sich ein Kind gerne. Insbesondere im Alter zwischen zweieinhalb und zehn Jahren wird es den Vater idealisieren, ihm übergroße Fähigkeiten zusprechen, und ein nicht unwesentlicher Teil seines Sicherheitsgefühls wird davon hergeleitet, dass es sich vom Vater getragen und gemocht fühlt.

Missbraucht ein Vater sein Kind sexuell, so erfolgt ein Vertrauensbruch, der ein inneres Chaos verursacht und die Tochter in extreme Widersprüche stürzt. Indem er sich seinem Kind sexuell nähert, verliert er seine Vaterschaft. Er ist nicht mehr Vater. Plötzlich ist er jemand, der sich schwach, gierig, bedürftig und rücksichtslos zeigt. Er wird zu einem Monster, das etwas Verbotenes tut, Grenzen verletzt, Schmerz, Angst und Panik verursacht. Zudem darf die Tat nicht entdeckt werden. Der Vater weiß sehr wohl, dass ihm dann eine Gefängnisstrafe droht. Daher muss er das Kind in allerschärfster Weise bedrohen, es unter Druck setzen, damit es nichts verrät. Häufig, fast immer, wird dem Opfer sexuellen Missbrauchs für den Fall, dass es sich irgend jemandem anvertraut, der Tod angedroht. Dies bedeutet, dass der Terror sich verdoppelt.

Ein Mensch, dem ein Ereignis, das ihn überfordert und das er zunächst nicht verarbeiten kann, widerfährt, vermag sich, indem er sich mitteilt und immer wieder darüber spricht, allmählich zu entlasten, das Problem langsam anzunehmen und zu integrieren. Die Fähigkeit, sich mit seinem Leid mitzuteilen, entscheidet nicht unerheblich über seelische Krankheit beziehungsweise Gesundheit. Dabei steckt in dem Wort mit-*teilen* bereits der wesentliche Aspekt. Das Leid mitteilen heißt, es mit anderen Menschen teilen, es gemeinsam tragen, sich beim Tragen helfen lassen. Es sei an dieser Stelle angemerkt, dass sich die Therapie gerade um diese Problematik wird kümmern müssen.

Die jahrelange Sprachlosigkeit, die das Redeverbot bei sexuell Missbrauchten erzeugt, hat an sich schon nachhaltige Auswirkungen. Nicht selten dehnt sie sich auf alle Lebensbereiche aus, so dass Betroffene das Vertrauen in die Menschen verlieren und überhaupt aufhören, jemandem ihre Sorgen und Nöte anzuvertrauen. Kinder und Heranwachsende verlieren damit die Möglichkeit konstruktiver Problembewältigungsstrategien. Sie bleiben auch mit allen anderen alltäglichen Schwierigkeiten allein. Oft werden Drogen, Alkohol oder Medikamente zur Konfliktbewältigung eingesetzt, daher sind Suchtkrankheiten eine häufige Folge von sexuellem Missbrauch. Weitere Auswirkungen dieser Sprachlosigkeit sind Depressionen, aber auch andere seelische und psychosomatische Krankheiten.

Sexueller Missbrauch erschüttert das Vertrauen eines Kindes in die Welt bis in die Wurzeln seiner Existenz. Es ist dem übermächtigen Täter hilflos ausgeliefert, jeder Widerstand ist letztlich unmöglich. Nicht selten ist sexueller Missbrauch mit roher Gewaltanwendung verbunden, wodurch sich das Gefühl absoluter Ohnmacht verstärkt. In anderen Fällen wird das Kind mit »Liebe« überhäuft. Was geschieht innerlich in einer solchen Situation? Wie wird ein Mensch mit dieser tiefen Verletzung leben, überleben können?

Das Märchen entwirft in seiner Bildersprache genau die inneren Zustände, die typischerweise eintreten müssen. Allerleirauh wünscht sich drei Kleider, eines so golden wie die Sonne, eines so silbern wie der Mond und ein weiteres, so strahlend wie die Sterne. Die wunderschönen Kleider sind ein Bild für die erwachsene Frau und Ausdruck ihrer gesamten Persönlichkeit: Die Sonne steht für das Bewusstsein, der Mond für das Unbewusste, und die Sterne stehen für alle Merkmale der Persönlichkeit, die zusammen ein individuelles Ganzes bilden. Wie es sich zeigen wird, sind die drei Kleider auch ein Hinweis darauf sind, dass die allertiefste Schicht der Persönlichkeit nicht zerstört werden konnte.

Im Märchen wünscht sich die Prinzessin diese drei Kleider, sie glaubt aber nicht, dass deren Herstellung möglich ist. Der König setzt jedoch alles in seiner Macht Stehende daran, damit die Kleider angefertigt werden. Der innere Widerspruch wird in der Bildersprache des Märchens deutlich: Einerseits möchte das Mädchen dem Vater seinen Wunsch – seine Frau, eine erwachsene Frau zu sein – trotz großen inneren Widerstands erfüllen, es ist jedoch zu einem wirklichen Ausfüllen der Rolle nicht in der Lage – die Herstellung der Kleider scheint ihr nicht möglich. (Die Ambivalenz sollte durch das Märchen aufgezeigt werden.) Es ist zu erkennen, dass die Prinzessin den Vater liebt und ihn nicht verlieren will, doch kann ein Kind keine erwachsene Frau, und die Tochter kann ihrem Vater keine Ehefrau sein. Abgesehen vom Vertrauensbruch: Ein Kind verfügt nicht über eine erwachsene Sexualität, es hat nicht die Reife einer Frau und kann dem Vater allein schon aus diesem Grund die Ehefrau nicht ersetzen. Die Überforderung führt Allerleirauh, wie sich zeigen wird, in tiefe Verzweiflung und in eine Problematik, die sich nur schwer auflösen lassen wird.

Die extreme Zwiespältigkeit, in die ein Kind geraten muss, dessen Vater sich ihm sexuell nähert, macht bereits einen Teil der dramatischen Folgen des sexuellen Missbrauchs aus. Die meisten Fachleute sind der Meinung, dass sexueller Missbrauch durch Täter außerhalb der Familie in der Regel wesentlich weniger gravierende Folgen hat.

Der Vater, der Sexualität von der Tochter fordert oder erzwingt, muss ihr oft als Gegenleistung etwas bieten. Die schönen Kleider symbolisieren auch dies. Wie wir erkennen konnten, stehen sie für die erwachsene Frau. Mitunter wird die Tochter zur Geliebten und erlebt dies eventuell als eine starke Aufwertung. Der Vater verehrt sie, er betet sie an, und seine Zuneigungsbezeugungen sind beeindruckend. Mit wirklicher Zuneigung hat dieses Gefühl aber nichts gemeinsam. Der Vater missbraucht zur Befriedigung seiner Gier das Gefühl der Liebe, um an sein Ziel zu kommen. Er liebt nur sich selbst in hoffnungslos übersteigerter Selbstgerechtigkeit. Die Tochter ist allein zu seiner Freude da und für die Befriedigung seiner Bedürfnisse zuständig. Sein Interesse an ihrer Person bezieht sich nur auf diesen Aspekt. Er macht ihr Komplimente, schmeichelt ihr und lässt das Gefühl besonders stark werden, dass sie seine »uneingeschränkte Liebe« erfahre. Natürlich genießt die Tochter schon als kleines Mädchen diese Form der Verehrung, und sie lässt sich gern verführen, denn was kann einem Menschen schon Schöneres widerfahren, als von einem Elternteil über alle Maßen geliebt und angenommen zu werden – wenn da nicht auch die andere Seite des Vaters wäre.

Frau K. spricht von ihrem Vater als »mein liebes Papilein«. Dies tat sie noch, als sie in der Therapie längst den sexuellen Missbrauch durch ihn offenbart hatte. Als fünfunddreißigjährige Frau wirkte sie merkwürdig kindlich und wie das kleine Prinzesschen des Vaters. Nur mühsam gelang es ihr, die Idealisierung aufzugeben. So war es für sie mit großer Angst verbunden, das wahre Bild des Vaters anzusehen, seinen grenzenlosen Egoismus, die Alkoholexzesse und besonders, dass er sich in wirklichen Notsituationen nicht um sie kümmerte. Die Patientin war sein »liebes Püppilein«, das nur dazu da war, ihm Freude zu bereiten und seine Gier zu befriedigen. Er schaffte zwischen sich und seiner Tochter eine Atmosphäre seliger Problemlosigkeit und ließ bei ihr das Gefühl entstehen, über alles geliebt zu sein. Als sie suchtkrank wurde, wollte er dies nicht wahrhaben.

Der Blick für die Realität wird auf merkwürdige Weise verstellt. Frau K. lebt in einem inneren Zwiespalt, da sie einerseits die Zuneigung und Zärtlichkeit des Vaters nicht verlieren möchte, andererseits jedoch die Augen vor seinem grenzenlosen Egoismus nicht vollkommen verschließen kann. Die schönen Kleider sind allein nicht zu haben, denn auch das vierte Kleid, das Kleid aus tausenderlei Tierhäuten und -fellen, gehört mit zu der Ausstattung.

In einer solch zwiespältigen Situation gerät ein Mensch in tiefe Unsicherheit bezüglich der Einschätzung der Realität, er vertraut seiner Wahrnehmung nicht mehr. Ist das Liebe, was der Vater ihr zukommen lässt, oder nicht? So wird es große Mühe kosten, den Blick für die unverstellte Wahrheit zu öffnen. Das Vertrauen in die eigene Wahrnehmung wiederzugewinnen, ist ein zentrales Anliegen der Therapie. Erst am Ende des Märchens wird das sichere

Gefühl, eine neue Wirklichkeit gewonnen zu haben, siegen. Bis dahin ist jedoch ein weiter Weg, und das Ziel ist nur erreichbar, wenn der oder die Betroffene diesen Prozess nicht nur gedanklich nachvollzieht, sondern sich durch tatsächliches Handeln unabhängiger macht.

*Im Anfang liegt das Ende*

Die schönen Kleider spielen eine ausschlaggebende Rolle, wenn sich gegen Ende des Märchens Erlösung, Heilung einstellt. Zunächst jedoch finden die Kleider Platz in einer Nussschale, ein präzises Bild dafür, dass hier etwas versteckt, eingepanzert und für lange Zeit nicht brauchbar ist. Auch die drei Gegenstände aus Gold, der Ring, das Spinnrad und das Haspelchen, werden eine hilfreiche Rolle spielen, ihre Bedeutung darf nicht unterschätzt werden. Doch erst am Ende des Weges können sie ihre Wirksamkeit entfalten.

Nehmen wir das Märchen ernst, so ist sehr früh schon alles vorhanden, was später zur Lösung des Problems erforderlich ist. Das mag zunächst überraschen, aber mit Sicherheit ist dies eine Aussage, die von Bedeutung ist. Menschen, die sich in schwierigen Lebenssituationen befinden, dies ist meine Erfahrung als Therapeut, können sich zunächst nicht vorstellen, dass sie im Prinzip über alle wesentlichen Fähigkeiten verfügen, die notwendig sind, um das Problem zu lösen. – Allerdings zeigt das Märchen auch, dass es ein mühevoller Weg ist, den die Prinzessin zurücklegen muss, um zur Erlösung, zur Heilung, zu gelangen.

Zweifellos ist es hilfreich, eine optimistische Sicht einzunehmen und uns hier der Weisheit des Märchens zu bedienen, das behauptet: Alles Notwendige ist vorhanden. Davon auszugehen und zunächst nur zu glauben, wird einer zuversichtlichen Haltung Raum geben. Dieses Vertrauen kann schon der Anlass sein, eine Lösung aus scheinbar ausweglosen Situationen zu suchen.

Der resignierte Mensch, der nicht an die Verbesserung seiner Situation glaubt, verharrt mitunter jahrelang in Leid und Elend. Es heißt, dass der Glaube Berge versetzen kann; dies gilt in positive wie in negative Richtung. So ist der Glaube an das Positive, an Heilung, die wichtigste Voraussetzung, nur so kann Heilung zur Realität werden. Dies gilt auch bei schweren körperlichen Erkrankungen, zum Beispiel bei Krebspatienten. Eine Studie hat nachgewiesen, dass diejenigen die besten Überlebenschancen hatten, die felsenfest an ihre Genesung glaubten und mit allen Mitteln dafür kämpften. Diejenigen, die sich in ihr Schicksal ergaben und resignierten, erlagen ihrer Krankheit am ehesten.

Wenn die schönen Kleider auch noch in einer Nussschale fest verschlossen ruhen, so sind sie trotzdem vorhanden!

Die Prinzessin trägt zunächst jedoch das vierte Kleid, und dieses wird wie eine zweite Haut für sie sein. Es wird vorübergehend das einzige Kleid sein, welches sie tragen kann. Es ist das Kleid, in dem sie auf die Flucht geht vor dem Vater, der ihr nachstellt.

Folgen wir aber zunächst den einzelnen Bildern des Märchens und versuchen, die seelischen Entsprechungen herauszuarbeiten.

Allerleirauh, die Prinzessin, flüchtet in den Wald, in einen hohlen Baumstumpf. Diese äußere Flucht ist wie immer im Märchen symbolisch zu verstehen. Die Frage ist also: Wohin flüchtet ein Kind, dem solch ein Missbrauch an seinem Körper, an seiner Seele und an seinem Geist zugemutet wurde?

Der Wald gilt allgemein als Archetyp der Großen Mutter, er ist damit ein Bild für das Mütterliche und die Mutter im umfassenden Sinn. Jeder Mensch trägt das Bild der Mutter tief in sich. Das Kind ist als extrem hilflos geborenes Wesen angewiesen auf die Mutter, aus deren Körper es geboren wurde, und es ist ihr Körper, der es in der ersten Lebensphase ernährt, schützt und wärmt. Sie ist das Urbild der Zuflucht. In der christlichen Religion wird besonders Maria, die Mutter Jesu, als Hilfe- und Trostspenderin angerufen. Die Zuflucht zur Mutter ist demnach eine natürliche Reaktion. Denken wir an das Kind, das sich verletzt hat oder sich in Gefahr glaubt. So schnell wie es geht, wird es Zuflucht bei ihr suchen.

Allerleirauhs Mutter ist tot, sie kann somit keinen Schutz mehr bieten. Bei den meisten Menschen, die sexuellen Missbrauch an sich selbst erleben mussten, ist zu beobachten: Sie bleiben mit ihrem Trauma, mit ihrer Verletzung alleine. Es scheint eine Sperre zu existieren, die ein missbrauchtes Kind daran hindert, sich einer Person anzuvertrauen. Dieses Alleinbleiben verschärft die Auswirkungen des sexuellen Missbrauchs enorm. Später im Märchen wird Allerleirauh sagen, dass es ein armes Kind sei, das Vater und Mutter verloren habe; denn neben dem Wald findet sich ein zweites Symbol – der hohle Baum –, das mütterliche Bedeutung hat. Wir werden noch sehen, dass meist auch die Mutter versagt und psychisch für ihr Kind in dieser schwierigen Situation nicht zur Verfügung steht. Die Baumhöhle, in der die Prinzessin die Nacht verbringt, können wir als Bild für die Gebärmutter verstehen, für den Uterus, in dem das Kind alles hatte, was es brauchte: Geborgenheit, Nahrung und Schutz. Betrachten wir die Szene einmal unter diesen Aspekten: Da flüchtet das Mädchen bei Nacht und Nebel in einen Wald und schließlich in einen hohlen Baum. Die Flucht vor dem bedrohlichen Vater hat das Ziel, wieder in die Geborgenheit der mütterlichen Fürsorge zu gelangen. Da die Mutter diese Fürsorge nicht zu geben vermag, wird die Lebensphase gesucht, die noch völlig konflikt- und problemfrei war. Wird die bildliche Darstellung des Märchens mit den seelischen Realitäten verglichen, muss man von der präzisen Wiedergabe überrascht sein.

Die psychologische Forschung beschreibt verschiedene Entwicklungsphasen, die ein Mensch auf seinem Weg zum Erwachsenwerden durchlaufen muss. Kommt es zu Krisen in der Entwicklung, ist es eine normale Reaktion des Menschen, dass er in eine Entwicklungsphase zurückfällt, die er eigentlich schon bewältigt und damit überwunden hat. Ein Kind fängt zum Beispiel an, wieder einzunässen, wenn die Eltern sich trennen, obwohl es vorher schon viele Jahre sauber war.

Bei Allerleirauh kommt es zu einer solchen Zurückentwicklung, zur Regression. Diese ist der Schwere der Verletzung entsprechend von einem radikalen Ausmaß, das Märchen zeigt dies deutlich in dem Symbol des hohlen Baumes. Die Flucht vor der schrecklichen Realität führt zurück in das früheste Stadium der menschlichen Entwicklung, in den Uterus, den Mutterleib, wo sich ein Mensch noch völlig konfliktfrei, sicher und geborgen fühlte. Wir alle haben in unserem Unbewussten diesen Zustand der völligen Versorgung und Problemfreiheit gespeichert. In einer Situation der überwältigenden Gefährdung, verbunden mit Schmerz, Panik und Todesangst, findet ein radikaler Rückzug statt, zurück in diese Welt, in der man noch völlig versorgt wurde, wo alles danach geordnet und eingerichtet war, dass man selbst nichts zu tun brauchte: eine heile Welt also! Jetzt soll sie ein Schutz sein vor brutaler Misshandlung, maßloser Überforderung. Um überhaupt weiterleben zu können, wie das Märchen es in seiner Sprache ausdrückt, ist diese Flucht notwendig, im wahrsten Sinne des Wortes, um die Not zu wenden. Wie hier deutlich wird, handelt es sich nicht um eine äußere Flucht (natürlich gibt es keinen Weg zurück in die Gebärmutter), sondern um eine innere, mit verheerenden Folgen für die Persönlichkeit. Allerdings muss betont werden, dass diese Flucht eine richtige Reaktion ist, denn sie dient dem Überleben.

Erinnern wir uns an den Satz: Die Sonne ging auf, und sie schlief fort und schlief noch immer, als es schon hoher Tag war. Diese Zeitangabe ist bildlich zu deuten. Die vierundzwanzig Stunden des Tages können als Bild für den Lebenslauf gesehen werden: Die Dämmerung steht für die Kindheit, der Morgen für die Jugendzeit, und der hohe Tag ist demnach ein Bild für das Erwachsenenalter. Die Aussage des Märchens, dass Allerleirauh bis in den hohen Tag hinein schlief, kann symbolisch so verstanden werden, dass ein sexuell missbrauchtes Kind, das sich in die (Schein-)Welt der frühkindlichen Geborgenheit geflüchtet hat und dort verharrt, die Entwicklung zum Erwachsenen »verschläft«, verpasst, weil es die reale Welt fürchtet. Dies ist eine Erklärung für die Beobachtung, dass Menschen mit Missbrauchserfahrung auf merkwürdige Weise zurückgeblieben sind. Tatsächlich fühlen sich Erwachsene, die sexuellen Missbrauch erleben mussten, innerlich wie ein Kind. Reife, partnerschaftliche Sexualität konnte nicht entwickelt werden. Sexueller Missbrauch führt zu einer Entwicklungshemmung, die im Folgenden noch deutlicher werden wird.

Sexuell missbrauchte Menschen sind oft nicht in der Lage, für sich selbst zu sorgen, da es ihnen nicht gelungen ist, all die Fähigkeiten zu entwickeln, um unabhängig zu leben. Sie sind in ihrer Haltung so passiv, als befänden sie sich in einer Welt, in der sie von anderen versorgt werden. Andere müssen ihnen Entscheidungen abnehmen, für sie denken und handeln. Es fällt ihnen schwer, Aufgaben und Projekte, die sie angefangen haben, zu Ende zu führen. Nie sind sie sicher, dass das, was sie gerade tun, auch das ist, was sie selbst wollen. Immer fühlen sie sich wie ferngesteuert, angewiesen auf die Hilfe anderer, denn sie wissen nicht, wohin sie ihr Leben lenken sollen. Diese Orientierungslosigkeit ist fast unerträglich, und so suchen sie Menschen, von denen sie Aufträge oder Befehle erhalten. Manchmal fragen sie sich: »Wer bin ich eigentlich?« – Ein Kind im Mutterleib weiß dies natürlich noch nicht.

Aus alldem ist zu schließen, dass durch die Zurückentwicklung es der Prinzessin nicht gelingen konnte, eine unbeschwerte, selbstsichere und selbstverantwortliche Persönlichkeit zu werden. Diese Entwicklungshemmung, die Betroffene zwingt, sich abhängig zu machen, hat natürlich verheerende Folgen auf ihre Beziehungen, die wir weiter unten noch ausführlich besprechen werden. Zunächst weist das hier Beschriebene auf innere Schwierigkeiten mit dramatischen Folgen hin. Immer ist der Körper Spiegel der Seele, und die Entwicklungshemmung drückt sich auch im Erscheinungsbild aus: Es ist nicht selten zu beobachten, dass Menschen, die in ihrer Kindheit sexuellen Missbrauch erleben mussten, auf merkwürdige Weise kindliche Züge aufweisen, sei es, dass sie kleinwüchsig sind, mit zarten Gliedmaßen, oder auch, dass die Gesichtszüge kindlich bleiben und nicht altern und reifen wollen.

Menschen, die sexuellen Missbrauch erleben mussten, fühlen sich nicht selten wie Herr F., der als kleiner Junge mehrfach von Männern sexuell missbraucht wurde. In seiner Lebensgeschichte ist die »Flucht in den hohlen Baum« deutlich zu erkennen:

Als Herr F. vier Jahre alt war, gaben ihn seine Eltern, die beide als Gastarbeiter in Deutschland arbeiteten, zu seinen Großeltern nach Spanien. Anlass dafür war die Geburt des sechsten Kindes, die insgesamt überforderte Mutter sollte auf diese Weise entlastet werden. Den Abschied von Eltern und Geschwistern erlebte Herr F. als sehr schmerzhaften Einschnitt in sein Leben. Er fühlte sich verlassen, litt unter Heimweh und konnte sich nur schwer an die neue Umgebung gewöhnen. Seine anklagende Frage: »Wie konnten meine Eltern mich einfach wegschicken?«, ist zumindest Mitursache für den Beginn einer depressiven und pessimistischen Sicht der Welt!

Das Gefühl der Verlassenheit, der Angst und Einsamkeit blieb bei Herrn F. verständlicherweise als bestimmendes und prägendes Grundgefühl immer gegenwärtig. So war er ein trauriges Kind, das zwar von den Großeltern versorgt wurde, jedoch wie im Märchen seine Mutter verloren hatte. Ihm fehlte der Halt, der Schutz, den ein so kleines Kind dringend benötigt. Von »Tätern« wird diese Schutzlosigkeit intuitiv erfasst und ausgenutzt. Daher ist es fast typisch, dass Herr F. von mehreren Männern sexuell missbraucht wurde. Er empfand starke Ekelgefühle, fühlte sich aus Scham jedoch unfähig, sich jemandem anzuvertrauen, noch konnte er sich gegen die übermächtigen Erwachsenen wehren. Er fühlte sich schuldig, schmutzig und trat die Flucht nach »innen« an. Schon als Kind suchte er heimlich Trost im Alkohol, den er dem Großvater stahl.

In der Entwöhnungstherapie, die er nach mehreren lebensgefährlichen Trinkexzessen im Alter von dreißig Jahren antrat, war Herr F. auffällig passiv, resigniert und abgestumpft. Immer wieder wollte er die Behandlung abbrechen. Zunächst hielt ihn nur die Gewissheit, dass er sofort wieder rückfällig würde und ein noch extremerer Leidensweg bevorstünde, davon ab. Eine wirkliche Motivation, sich aktiv am Therapieprozess zu beteiligen, war zunächst nicht zu erkennen. Ihm fehlte völlig der Glaube, dass es mit ihm besser werden könnte.

Als Herr F. mir gegenübersaß, entstand in mir das Bild von einem Menschen, der sich völlig in sich zurückgezogen hat, der den Anforderungen mechanisch nachkommt und dieses Bedürfnis des »Versorgt-werden-Wollens« ausstrahlt. Er träumte von einer besseren Welt, die jedoch nur seine Traumwelt war und mit der Realität nichts zu tun hatte. Die Phantasie, dass die Lösung nur von außen kommen könne und er zu einer Besserung seiner Situation nicht in der Lage sei, war deutlich zu erkennen. Er beklagte vielfältige Beschwerden körperlicher Art, unrealistische Ängste vor unheilbaren Krankheiten. Vor allem war deutlich, dass er immer wieder mit dem Gedanken spielte, sich umzubringen, wobei ihm gleichzeitig bewusst war, dass er sich vor einer endgültigen Handlung wie einem Suizid viel zu sehr fürchtete.

Das Märchen schildert, dass Allerleirauh nach einer extremen Strapaze einschläft. Einschlafen ist – nimmt man auch dieses Bild ernst – wiederum etwas, was vielfach zu den Folgen des sexuellen Missbrauchs dazugehört. Nicht selten geschieht, dass solch ein Vorfall vergessen, verdrängt wird. Die Verdrängung ist ein sogenannter Abwehrmechanismus, der immer dann eingesetzt wird, wenn ein Erlebnis, ein Reiz, ein Schock oder ähnliches so extrem war, dass er gefühlsmäßig nicht verarbeitet werden konnte.

Viele Inzestopfer wollen mit dem Drama, welches sich in ihrer Kindheit zugetragen hat, nichts mehr zu tun haben. Die typischen Symptome entwickeln diese Menschen trotzdem. Obwohl die eindeutigen psychosomatischen Beschwerden, Partnerprobleme, Suchtkrankheiten usw. als Hinweis auf sexuelle Missbrauchserfahrung überdeutlich sind, wird sie vehement geleugnet, die Missbrauchserfahrung wurde *verdrängt*.

Andere Betroffene können sich an die Missbrauchserfahrung erinnern, leugnen aber deren Bedeutung und Tragweite. Sie haben die schmerzhaften Gefühle verdrängt und können sich somit den Zusammenhang zwischen den immer noch vorhandenen Symptomen und dem erlebten Trauma nicht vorstellen.

Während des holotropen Atmens schrie Frau B. plötzlich vor Schmerz und hielt ihren Unterbauch. Es war deutlich, dass sie durch den Atemprozess mit verdrängten Gefühlen in Kontakt kam. Während der Nachbesprechung berichtete sie, dass sie die Vergewaltigung durch den Stiefvater in allen Details wiedererlebt habe. Die Vergewaltigung hatte Frau B. zuvor bereits im Gruppengespräch erwähnt, allerdings mit dem Hinweis, dass sie dies längst verarbeitet habe. Erst nach der Atemtherapie wurde ihr klar, wie sehr sie unbewusst immer noch unter den Folgen dieses Dramas litt. Die extreme Einsamkeit und Verlassenheit ihrer Kindheit brachen förmlich aus ihr heraus.

Damit die Erinnerungen oder die verdrängten Gefühle an die grausamen Erfahrungen nicht durchbrechen, muss viel Energie aufgebracht werden, Lebensenergie, die für andere Tätigkeiten nicht zur Verfügung steht.

*Das Abspalten von Gefühlen*

Wie leicht zu erkennen ist, gehören der hohle Baum und das Einschlafen in denselben Zusammenhang. Die Flucht vor der Realität in einer Situation, die unerträglich ist und verbunden mit Todesangst, führt dazu, dass der Tatort des grausigen Geschehens innerlich verlassen wird. Menschen wie Allerleirauh haben gelernt, sich von ihrem Körper in einer Weise zu distanzieren, als gehöre er nicht mehr zu ihnen. Betroffene berichten immer wieder, dass sie schließlich überhaupt nichts mehr gespürt hätten.

Die bisher beschriebenen Mechanismen sind bei vielen Betroffenen wiederzuerkennen. Im Wesentlichen reichen sie aber noch nicht aus, um die dramatischen Dimensionen sexuellen Missbrauchs zu erkennen. In ihrem Roman *Im Haus mit der blinden Glasveranda* schildert die norwegische Schriftstellerin Herbjørg Wassmo folgende Szene, die weiteren Aufschluss ermöglicht:

»Eines Abends knarrte die Tür so plötzlich, dass sie keine Zeit mehr hatte, ihren Körper zu verlassen und die Gedanken frei aus dem Fenster davonlaufen zu lassen. Tora war gezwungen, alles wahrzunehmen, was mit ihr geschah. Da fing sie an zu jammern und zu wimmern und sich zu krümmen. Vermochte nicht still zu liegen, damit es auch an diesem Abend schnell zu einem Ende kam. Es war ihr völlig unmöglich, sich zu beherrschen. Das verwirrte ihn, das erregte seinen Hass. Der war sehr nützlich, um das Verlangen zu wecken, um Kraft und Macht zu gebrauchen. Weich, weich war der Widerstand. Er flehte um Gnade und gab nach. Dann riss es. Tora fühlte es außerhalb ihrer selbst, wusste nicht, wo es anfing oder endete, es hing nicht mit ihrem eigenen Ich zusammen. Trotzdem schmerzte es sehr. Der Atem und das Blut! Das Blut kam, ohne dass es an der Zeit war. Es gab ein Muster über das ganze Laken, weil sie es nicht schaffte, ruhig unter ihm liegen zu bleiben. Sie begriff, dass dies die scheußliche Wirklichkeit war, von der in keinem Buch etwas stand, das sie gelesen hatte. Lieber Gott, wenn er doch jetzt ginge! Sie bekam die Hände frei und schlug! Er ging. Die Erleichterung war so groß, dass sie keine Luft mehr bekam. Blieb in gekrümmter Haltung liegen und rang nach Luft, bis sie endlich wieder atmen konnte. Sie hing über dem Fußende des Bettes und war in zwei Teile geteilt. Unterhalb der Mitte war sie eine andere.« (S. 152 f.)

Die Schilderung könnte in ähnlicher Form von vielen Betroffenen stammen. Besonders der Beginn, wo es darum geht, dass Tora keine Zeit mehr hat, den Körper zu verlassen, ist für ein vertieftes Verständnis von sexuellem Missbrauch von Bedeutung. Das Kind setzt in einer Situation, in der es hoffnungslos überfordert ist, den Abwehrmechanismus *Verleugnung* ein.

Abwehrmechanismen sind in einem gewissen Umfang notwendig, da sie dem Ich helfen, sich vor Reizüberflutung zu schützen. Sie führen jedoch immer zu einem Verlust von Realität. Im Falle des sexuellen Missbrauchs soll die Verleugnung davor schützen, das Ausmaß der tiefen Verletzung zu fühlen und wahrzunehmen. Die Unterdrückung der Wahrheit wird zur Überlebensstrategie. Es kommt zu einer Verzerrung der Wirklichkeit, denn die qualvolle Wahrheit ist blockiert, sie wird nicht mehr gefühlt.

*Dissoziation* ist der Fachbegriff für eine bestimmte Überlebensstrategie: Wenn es kein Entkommen mehr gibt, wenn Körper, Geist und Seele überwältigt sind von Angst, Panik und Schmerz, geht der menschliche Organismus in einen Schockzustand, er »*trennt* sich von der Welt«. Wie die Maus vor der Schlange plötzlich starr wird und nicht mehr in der Lage ist, sich zu bewegen, stellt er sich tot. Dieser Schockzustand dauert an, auch wenn die traumatische Situation vorüber ist.[3] Kinder, die sexuell missbraucht werden, spalten daher die Realität einfach ab. Sie gehen mit ihrer Phanta-

3 Dissoziation bedeutet übersetzt »Trennung« oder »Abspaltung«. In Anlehnung an Kernberg und Rohde-Dachser gilt die Spaltung als früher und erster Abwehrmechanismus (Borderline-Niveau). Der Abwehrmechanismus der Verdrängung entwickelt sich später und gilt als reiferer Mechanismus. Ich denke, dass sexuell missbrauchte Menschen deshalb auch oft Ähnlichkeiten mit Borderline-Patienten haben.

sie auf Reisen und verlassen förmlich ihren Körper, die Empfindungen sind wie abgeschnitten. Der Psychoanalytiker Ferenczi, der diesen Mechanismus zuerst beschrieben hat, spricht von einer »traumatischen Trance«. Damit ist gemeint, dass die seelische Verletzung, die Panik, die Angst so stark ist, dass das Opfer sich in eine Scheinwelt flüchten *muss*.

Eine Patientin berichtet:

Wenn mein Vater wieder etwas von mir wollte, habe ich mich einfach in meinem Kopf versteckt. Ich habe nichts mehr gespürt, nur noch an ein Gedicht gedacht, die Verse aufgesagt.

Eine andere Patientin beschreibt ihre Erfahrung so:

Mir war es völlig gleichgültig, in der Zeit war ich immer weit weg, habe an irgendetwas gedacht ...

Entscheidend ist, dass nicht nur der psychische Schmerz, Panik und Angst abgespalten werden, sondern auch der körperliche Schmerz sowie Ekelgefühle. Menschen erreichen dies, indem sie sich mit ihrem Geist förmlich über Körper und Seele erheben. Der Körper, mit dem all das Grauenhafte geschieht, wird völlig unwichtig oder er wird abgewertet, verachtet, jedenfalls verlassen.

Wenn das Ereignis längst vorbei ist, bleiben die Folgen erhalten. Menschen erleben sich wie gebrandmarkt. Die Schmach ist wie eingefleischt in den Körper. Sie lässt sich nicht abwischen oder rückgängig machen. Damit leben zu müssen ist mehr als eine schwere Bürde. Das Leben wird zur Qual, und aus der Qual wird noch mehr Leid, weil alle Versuche, es endlich abzustellen, aussichtslos erscheinen.

Die Folgen der Dissoziation sind schwerwiegend. Stimmungen und Gefühle trennen sich von dem erlebten Trauma und beginnen ein Eigenleben. Jemand empfindet plötzlich und ohne Vorwarnung zum Beispiel Angst oder Ekel beziehungsweise ist gereizt oder in angespannter Wachheit. Depressive Verstimmungen bis hin zu Suizidgedanken oder Suizidversuchen treten auf. Ebenso kommt es vor, dass das vorausgegangene dramatische Ereignis deutlich erinnert wird, jedoch ohne dass ein Gefühl hierfür erlebt wird.

Traumafragmente können noch nach Jahrzehnten durch verschiedene Auslöser, sogenannte »Trigger«, zu Störungen im Hier und Jetzt führen. Das Leben wird auf tragische Weise unsicher und unberechenbar. Da sexueller Missbrauch in der Regel kein einmaliger Vorgang ist, wird das Abspalten der Realität immer wieder erforderlich und gehört fortan zu den Lebensbewältigungsstrategien, auch in anderen Situationen.

Ich habe mitunter tagelang in meiner Traumwelt gelebt, es war wie eine Sucht, ich wollte nicht richtig wach werden.

Das Kind bricht förmlich unter dem überwältigenden Druck des Täters zusammen und wird zu einem mechanisch gehorsamen Wesen. Es verliert seine eigene Identität und versucht, sich nur noch an seinen unmittelbaren Bedürfnissen zu orientieren.

Um diesen Mechanismus besser zu verstehen, ist es angemessen, andere Situationen zu suchen, in denen Menschen extremem Terror ausgeliefert waren. In den KZs der Nazis wurden Insassen aufs brutalste bedroht und gefoltert, bis sie bereit waren, alles, aber auch alles zu tun, was man von ihnen verlangte. Man hatte ihre eigene Persönlichkeit mit barbarischer Gewalt zerstört und dafür gesorgt, dass sie sich mit ihren Peinigern identifizierten. So verrieten sie zum Beispiel ihre Leidensgenossen oder halfen bei deren Ermordung. Der Abwehrmechanismus, der hier eingesetzt wird, ist die Identifikation mit dem Aggressor. Bevor die eigene Persönlichkeit völlig auseinanderbricht, sucht der gequälte Mensch einen Ausweg darin, sich vollkommen zu unterwerfen und Teile der Persönlichkeit seiner Peiniger zu übernehmen, um damit selbst so zu werden wie sie. Natürlich ist hierin ein Überlebensmechanismus zu sehen, der zunächst das nackte Leben retten kann, doch schadet er der Seele unendlich.

Erwachsene, die Terror in Form von Vergewaltigung oder anderer massiver Gewaltanwendung erleben mussten, werden von diesen Ereignissen verfolgt und beeinträchtigt. Das Kind mit seinem unfertigen Körper, seiner unfertigen Seele und seinem unfertigen Geist ist in noch viel unzureichenderer Weise in der Lage, derartige Verletzungen zu verarbeiten. Wie viel mehr wird es durch sexuelle Ausbeutung beeinträchtigt!

## *Der Mantel aus tausenderlei Tierfellen und das rußgeschwärzte Gesicht*



Im Märchen schlüpft Allerleirauh in den Mantel aus tausenderlei Tierhäuten und -fellen, der ihr zur zweiten Haut wird. Wenn wir das Märchen als symbolische Darstellung des Schicksals eines Kindes verstehen, das sexuell missbraucht wurde, so steht eine Bedeutung dieses vieldeutigen Bildes vom Tierfellmantel im Vordergrund: Der Körper wird als etwas Minderwertiges, etwas »tierisch« Triebhaftes betrachtet. Der Täter, der ihn so sehr missachtet hat, hat ihm die menschliche Würde aberkannt. Die strahlenden Kleider, die ihren Körper schmücken könnten, lässt Allerleirauh aber nicht in ihrem Elternhaus zurück, sie nimmt sie, fest verschlossen in einer Nussschale, mit auf ihre Flucht. Das können wir so verstehen, dass der Stolz auf den eigenen Körper nicht zerstört wurde, aber abgespalten und für lange Zeit unerreichbar ist.

Eine Verwandlung des Körpers findet sich in Märchen häufig, zum Beispiel in »Der Froschkönig«, »Die Rabe« oder »Brüderchen und Schwesterchen«. Der Körper ist eng mit der Identität eines Menschen verbunden, und die Tierseite ist immer ein Bild dafür, dass die echte Persönlichkeit eines Menschen nicht (mehr) gelebt werden kann. Im Märchen »Hans mein Igel« wird ein Junge geboren, der oben wie ein Igel und unten wie ein Junge aussieht. In dieser eigenartigen Gestalt drückt sich eine bestimmte seelische Störung aus: Hans mein Igel ist in seiner Persönlichkeit in zwei extreme Hälften gespalten – in eine tierische, archaische, wilde und in eine äußerst verletzliche, menschliche und bedürftige. Ein Kind, das von seinen Eltern abgelehnt und dadurch tief und früh verletzt wurde, hat bildlich ausgedrückt einen solchen Igelpelz entwickelt. In typischer Weise spiegelt sich im Märchen »Hans mein Igel« die sogenannte *Borderline-Störung*.[4] Menschen, die daran leiden, spalten wie Hans mein Igel die Welt in zwei Extreme, in eine schwarze Seite und in eine weiße. Sie werden andere Menschen idealisieren oder gnadenlos abwerten; sie werden extrem enge, symbiotische Beziehungen suchen, die sie dann wieder zerstören müssen, aus Angst vor Nähe; sie werden ein inneres Chaos

4 Vgl. H.-P. Röhr: Weg aus dem Chaos. Das Hans-mein-Igel-Syndrom oder Die Borderline-Störung verstehen. 9. Aufl., Patmos, Düsseldorf 2006

in sich selbst erleben und dieses in die Welt hineinprojizieren. Tatsächlich besteht eine gewisse Verwandtschaft zwischen diesem Märchen und demjenigen von Allerleirauh. Der Igelpelz von Hans mein Igel wie auch der Tierfellmantel von Allerleirauh stehen auch für eine gestörte Beziehung zum Körper. Nicht selten findet sich bei sexuell Missbrauchten übrigens eine Borderline-Störung.

Allerleirauh flieht vor dem Vater im Mantel aus tausenderlei Tierfellen und -häuten. Wieder darf davon ausgegangen werden, dass das, was das Märchen symbolisch zum Ausdruck bringt, das Lebensgefühl der Betroffenen widerspiegelt. Es ist also die Frage nach der genaueren Bedeutung dieses Mantels zu stellen. Sie ist, wie sich zeigen wird, zentral und vielschichtig.

### *Gestörtes Körpergefühl – zerrissene Persönlichkeit*

Der Körper, der all die qualvollen Dinge »zulässt«, der so viel Leid ins Leben bringt, wird zum Feind, zur Schwachstelle für sexuell missbrauchte Menschen. Wie im letzten Kapitel deutlich wurde, kann allein das Denken scheinbar rettend eingreifen – nach dem Motto: Die Gedanken sind frei, die kann man nicht beschädigen, zerstören oder ausrotten, in sie kann man sich flüchten. So bleiben sie der einzige Ort, der Schutz und Sicherheit zu bieten vermag. Was nun geschieht, ist nur allzu verständlich: Der Geist nimmt den Kampf gegen den Körper auf. Damit das, was sich in ihm abspielt, nicht mehr wichtig ist, muss er verachtet werden. Mit Abscheu blicken sexuell Ausgebeutete herab auf diesen Körper, der sich nicht zu wehren weiß. Der Geist rettet die Persönlichkeit und die Selbstachtung, indem der Körper geopfert wird. Er wird gehasst, abgespalten. Die tiefe Kränkung fordert Stolz heraus, den Stolz darüber, sich nicht mehr mit dem Körper identifizieren zu müssen. Körper, Seele und Geist bilden keine Einheit mehr.

Sexueller Missbrauch führt immer zu einer tiefgreifenden Störung des Körpergefühls. Der Körper wird nicht mehr als eine Quelle der Lust und des Wohlbehagens erlebt, sondern er wird, wie beschrieben, abgelehnt. Vielfach entwickeln Betroffene Ekelgefühle dem eigenen Körper gegenüber. Besonders die sexuellen Empfindungen sind belastet und gestört. Eine Patientin beschreibt dies mit den Worten:

Ich war ein Mensch bis zum Bauchnabel, darunter war ich nicht existent.

Der Körper, der immer da ist, vor dem man nicht davonlaufen kann, wird zu einer schweren Bürde. Missbrauchte Menschen erleben sich wie gefangen in ihrem Körper, den sie im Grunde am liebsten loswürden. Sie empfinden alles Mögliche für ihn, doch sich selbst können sie in ihm nicht wiederfinden. Die vielen Tiere, die gefangen wurden und alle ein Stück von ihrer Haut hergeben mussten, stehen für eine diffuse Körperwahrnehmung und für eine diffuse Identität. Mitunter entsteht das Bild einer eigentlichen multiplen Persönlichkeit. Bei dieser Persönlichkeitsstörung scheinen in ein und derselben Person verschiedene Persönlichkeiten zu existieren. Immer wieder werden unterschiedliche Rollen gespielt, ohne dass die wahre Persönlichkeit zum Tragen kommt. Mal wird das bisherige Verhalten als völlig falsch angesehen und sofortige Veränderung angekündigt, bald darauf jedoch das gleiche Verhalten gerechtfertigt und verteidigt, und wenig später wird eine völlig andere Idee vertreten.

Das negative Körpererleben prägt das gesamte Lebensgefühl, insbesonders ist aber das Gefühl, das ein Mensch sich selbst gegenüber empfindet, äußerst negativ getönt. Es wird später aufgezeigt, welch tiefer Selbsthass die Folge ist.

Was in einem Kind wie Allerleirauh vor sich geht, ist kaum in seiner ganzen Wucht und Dramatik nachzuvollziehen. Der Angriff des Täters ist für das Kind so überwältigend, dass es sich der absoluten Herrschaft und dem Terror nur unterwerfen kann. Es reagiert mechanisch, ohne eigenen Willen. Der Aggressor dringt aber nicht nur in den Körper ein. Das Drama des sexuellen Missbrauchs hallt nicht nur im Körper, sondern auch in Geist und Seele nach. Dieser Vorgang wird auch als *Seelenmord*[5] bezeichnet.

Dass ein anderer Mensch in ihren Körper und in ihre Seele eindringt und all diese abscheulichen Dinge tut, erleben die Opfer so, als würden ihnen schlechte Gefühle förmlich eingepflanzt. Sie werden sie nicht mehr los, ab jetzt gehören sie zutiefst zu ihnen. Sie lassen sich nicht abwaschen oder ablegen. Um durch sie nicht

5 Vgl. L. Shengold: Child abuse and deprivation: Soul murder. J. Am. Psychoanal. Assoc. (1979) 27. Jg. S. 533–559; sowie U. Wirtz: Seelenmord. Inzest und Therapie. Kreuz, Zürich 1989. Neuauflage: Kreuz, Stuttgart 2005.

immer an die schreckliche Erfahrung erinnert zu werden, werden sie meist von der Erfahrung abgetrennt. So spürte eine Frau keine Emotion, als sie von ihrer Missbrauchserfahrung sprach. In ganz anderen Situationen traten aber plötzlich Gefühle und Verstimmungen auf, ohne dass sie das Warum verstehen konnte. Der Versuch, die Gefühle einfach abzuspalten, ist keine Lösung, da sie nicht ausgelöscht, sondern nur verschoben werden, indem andere Symptome auftreten, deren Zusammenhang mit dem eigentlichen Drama nicht verstanden wird.

*Schuldgefühle*

Im Mittelalter wurden Menschen, die sich aus irgendeinem Grund schuldig gemacht hatten oder für schuldig gehalten wurden, *geteert* und *gefedert*, das heißt, in einer demütigenden Aufmachung durch die Straßen getrieben und der Lächerlichkeit und Aggression des Pöbels preisgegeben. Man wollte ihren Stolz, ihren Widerstand, ihre Persönlichkeit, oft auch ihr Leben zerstören. Dieser Vorgang vollzog sich in aller Öffentlichkeit, der Mantel aus Tierfellen dagegen ist für Außenstehende nicht zu erkennen. Um so nachhaltiger ist die Wirkung: Er wird zu einer zweiten Haut, das heißt, er wird als zum Körper dazugehörig erlebt und kann nicht, wie Teer und Federn, die immer nur die Oberfläche berühren, wieder entfernt werden.

Es reicht aber nicht aus, dass sich Allerleirauh in den Haut- und Pelzmantel zurückzieht, es schwärzt sich mit Ruß Gesicht und Hände. Wie können wir das verstehen? Die Bußpraxis, in Sack und Asche seine Sünden zu bekennen, ist aus dem Mittelalter bekannt, und heute noch erinnert das Aschenkreuz, das sich Christen am Aschermittwoch vom Priester auf die Stirn zeichnen lassen, an die eigene Schuldhaftigkeit und Vergänglichkeit. Es geht also bei diesem Bild im Märchen um Schuld, genauer um Schuldgefühle. Dass Allerleirauhs Gesicht und Hände nicht mit grauer Asche, sondern mit tiefschwarzem Ruß bedeckt sind, ist ein Hinweis auf die Stärke der Schuldgefühle.

Der Körper muss bei Missbrauchsopfern tatsächlich oft auch zur Bearbeitung der Schuldgefühle herhalten. Er ist der Ort, wo sich der Feind, das Böse, befindet. Hier hat der Täter es ja hineingetrieben. Hier muss es bekämpft werden. Er selbst empfindet meist keine Schuldgefühle, die wurden mitsamt des Missbrauchs an das Opfer abgegeben – *hineinprojiziert* – und von diesem übernommen. 

Wie früher beschrieben, entlastet sich der Täter damit, dass er das Opfer zum Schuldigen macht. Daher fühlen sich Menschen, die sexuellen Missbrauch erleben mussten, schlecht, verdorben, schuldig und schmutzig. Das Selbstwertgefühl, das sich gegen diese ungerechtfertigte Schuldzuweisung zur Wehr setzen könnte, wurde durch die verwerfliche Tat wie ausgelöscht oder geraubt. Den Körper zu quälen, ihn zu bestrafen kann auch als ein Versuch gesehen werden, eine gewisse Entlastung von Schuldgefühlen zu erreichen.

Wieso Schuldgefühle?, möchte man fragen. Der König im Märchen ist der Schuldige, er ist es, der eine verwerfliche Tat begehen will oder – wie wir es interpretiert haben – begangen hat. Das Mädchen ist doch unschuldig! Es kann doch nichts dafür, wenn der Vater es sexuell missbraucht. Es hat im Gegenteil ein Recht auf den Schutz des Vaters, denn er müsste sich geradezu für die körperliche Unversehrtheit seiner Tochter verantwortlich zeigen. Kommt er dieser Verantwortung nicht nach, so müsste er sich schon in seiner Vaterrolle als schuldig erkennen! Wie viel mehr ist er schuldig, wenn gerade er es ist, der seine Tochter mit seiner sexuellen Gier ins Verderben stürzt!

Quälende Schuldgefühle sind geradezu ein Hauptproblem fast aller sexuell missbrauchter Menschen, besonders derjenigen, die den Missbrauch durch ihren eigenen Vater erleben mussten. Diese unrealistischen Schuldgefühle haben sie, wie schon erwähnt, mit Menschen gemeinsam, die schlimmem Terror in Folterprozeduren oder Konzentrationslagern ausgesetzt waren. Auch hier tragen die Täter, die Folterer, Schuld und verleugnen dies meist. Ehemalige KZ-Schergen werden nicht müde zu betonen, dass sie als SS-Angehörige nur Befehlen zu gehorchen hatten. Von den Verantwortlichen wurde den Erschießungskommandos suggeriert, dass sie ihre Gräueltaten zur Rettung ihrer Mütter, Frauen und Kinder tun würden. Wirkliche Reue will bei ihnen nicht oder nur selten aufkommen. Anders bei den Opfern! Sie suchen ununterbrochen nach Motiven, um sich selbst schuldig fühlen zu müssen. So haben sie – gezwungenermaßen – Geheimnisse preisgegeben, eigene Werte verraten, wurden zufällig nicht in die Gaskammer geschickt, dafür aber andere usw. … Es gibt unzählige Gründe, um sich schuldig zu fühlen. Dabei ist es nicht von Bedeutung, ob diese Gründe einer realistischen Prüfung standhalten, ob die Schuld also wirklich vorhanden ist; es genügt, dass ein Mensch fest daran glaubt, schuldig zu sein. Ist dies der Fall, wird er auch Schuldgefühle entwickeln.

Kinder sind besonders anfällig für die Entwicklung von Schuldgefühlen. Dies kann schon sehr früh beginnen, wenn ein Kind nicht erwünscht war. Es spürt die offene oder unterschwellige Ablehnung und wird lebenslänglich glauben, sich für sein Dasein rechtfertigen zu müssen.

Ein Nachweis, dass die Schuldgefühle nicht realistisch und daher nicht gerechtfertigt sind, reicht nicht aus, um sie zu beseitigen. Vielmehr ist, wie sich noch zeigen wird, nur eine Heilung, die die tiefen Wunden schließt, die den Menschen in viele Einzelteile zerrissen haben, und die Körper, Geist und Seele wieder zusammenführt, erfolgreich. So mögen diese Erläuterungen dazu dienen, die unrealistischen Schuldgefühle verstehbar zu machen, heilen können diese Erklärungen alleine meistens nicht.

*Das Kind nimmt alles auf sich*

In der Regel ist der Vater im Leben des Kindes eine bedeutende Person, er wird von ihm geliebt, und es möchte sich ihm zugehörig fühlen. Ist es aber nicht schlimmer, einen Vater zu haben, der einem solches Leid antut, als überhaupt keinen? – Oder doch nicht?

Das Kind will seinen Vater behalten; ihn völlig zu verlieren, würde ein weiteres Drama bedeuten: Die Mutter hätte keinen Mann mehr, der Vater würde auch den anderen Geschwistern entzogen. Vielleicht würde die Mutter auch zum Vater halten, wenn es bei ihr Schutz suchen würde, und es selbst, das Kind, der Lüge bezichtigen – eine häufige Reaktion der Mutter, denn auch sie unterliegt dem Abwehrmechanismus des *Verleugnens*, des »Nicht-wahrhaben-Wollens«. Dann würde es auch sie verlieren. Doch wie ist es möglich, auf dem Hintergrund des Geschehenen den Vater zu erhalten, ihn auch weiterhin als Vater zu akzeptieren? Um dies zu verstehen, ist es notwendig, sich mit einem komplizierten inneren Prozess zu beschäftigen:

Würde der Vater vom Kind im vollen Licht seiner Verantwortung gesehen, dann müsste es unzweifelhaft erkennen, dass er nach der Tat nicht mehr länger sein Vater sein kann. Er hat sich in einer Weise schuldig gemacht, die ihn seine Vaterschaft verlieren lässt. Die Tat müsste angezeigt werden; doch die zu erwartende Konsequenz wäre eine Trennung vom Vater. Und diese Vorstellung ist für das Kind unerträglich. Die Wahrheit zu sehen und entsprechend zu handeln würde den Verlust des Vaters bedeuten. Und sein Verlust ist noch bedrohlicher als seine Handlung. Seine Schuld darf daher nicht in ihrem wahren Ausmaß gesehen werden und muss daher zumindest weitgehend verleugnet werden. Das misshandelte und missbrauchte Kind nimmt also die Schuld auf sich, um die Familie zu erhalten und in ihr bleiben zu können.

Da die Tatsache, dass der Vater (oder Missbraucher) schuld ist, vom Kind nicht akzeptiert werden kann, bleibt die Frage nach dem Schuldigen weiterhin bestehen. Wenn der Vater »schuldlos« ist, kommt nur noch das Kind selbst als Schuldige/r in Frage. Stellvertretend für den Missbraucher fühlt es sich schuldig; es identifiziert sich mit dem, der ihm das Leid zufügt.

Es gibt noch einen weiteren Grund, warum das Kind die Schuld auf sich nimmt: Seine Persönlichkeit wurde durch die existentielle Angst, verbunden mit Schmerz und Brutalität, so tief verunsichert, dass es gar nicht in der Lage ist, die Realität zu sehen.

Starke Schamgefühle verstärken die Verunsicherung sowie die Suche nach der Schuld bei sich selbst. Zwanghaft kreisen die Gedanken um die Frage: Was hätte ich tun können, um diese schlimme Tat zu vermeiden? – Objektiv betrachtet, lautet die Antwort: Nichts! Da die Konsequenzen, die das Kind befürchten muss, wenn es die Schuld des Täters anerkennt, das Leben jedoch unerträglich machen würden, wird dieser unrealistische Versuch einer Übernahme der Verantwortung für das Geschehene immer wieder gesucht.

Die Tendenz des Kindes, die Schuld bei sich selbst zu suchen, wird vom Täter massiv unterstützt, indem er dem Kind einredet, es sei selbst daran schuld. Es habe sich beispielsweise entsprechend aufreizend verhalten und ihn verführt: *»Ich weiß, dass du es wolltest – wie du immer rumläufst –, es war doch schön für dich!«*

Schuldgefühle entstehen zudem häufig auch dadurch, dass Menschen, die sexuell ausgebeutet werden, sexuelle Lust erleben, ohne dass sie dies verhindern können. Auf sexuelle Stimulierung kann der Körper reflexartig mit Erregung reagieren. Um dies an einem Beispiel zu verdeutlichen: Der Arzt schlägt mit einem Hämmerchen leicht bei angewinkeltem Bein auf eine Stelle unterhalb der Kniescheibe. Ein Reflex wird ausgelöst, der den Unterschenkel emporschnellen lässt. Dies geschieht, ohne dass der Patient die Möglichkeit hat, sein Bein ruhig zu halten. Bei der sexuellen Erregung verhält es sich gleich. Sexuell missbrauchte Menschen machen sich Selbstvorwürfe, obwohl sie keine Möglichkeit haben, anders zu empfinden. Nicht immer sind andere Gefühle – Angst, Ekel, Schmerz – so stark, dass eine sexuelle Stimulierung verhindert wird. Oft suggeriert der Täter zudem Lustgefühle.

Das Schlimmste war, dass das, was mein Vater mit mir machte, auch erregend für mich war. Meine Lust machte mir Schuldgefühle, weil ich glaubte, dass ich schlecht und verwerflich sei.

Der Körper reagiert mit sexueller Erregung auf einen Vorgang, der nicht stattfinden soll und darf. Hier entsteht ein tiefer Zwiespalt, der dadurch verstärkt wird, dass die Betroffenen, die jung und unerfahren sind, Gefühle nicht richtig zuordnen können. Zudem überfordert eine erotische Stimulierung das Kind, da die ausgelösten Gefühle nicht integriert und verarbeitet werden können. Es ist verwirrt, denn es geschieht etwas, das seiner Steuerung nicht gehorcht. Dafür wird es sich schämen und schuldig fühlen. Für die Entwicklung der Sexualität bei Betroffenen ist dies folgenschwer: Einige können als Erwachsene sexuelle Stimulierung nur erreichen, wenn sie sich die Missbrauchsszenen vorstellen, wenn Partner Ähnlichkeiten mit dem Täter haben oder Gewalt anwenden.

Die Verantwortung, die ein Erwachsener immer trägt, auch wenn ein Kind sich ihm in erotisierender Weise nähert, kann er nicht einfach leugnen. Häufig folgen allerdings sogar Gerichte solch einer Leugnung von Verantwortung und stellen die Verführung durch das Kind in den Vordergrund, womit der Täter entlastet wird. Auch im Märchen »Allerleirauh« besteht der König darauf, dass die Liebe, die er zu seiner Tochter empfindet, etwas ist, das von ihrer äußeren Erscheinung herrührt, so als könne er nichts dafür. Außerdem folgt er dem Auftrag seiner verstorbenen Frau, der er versprechen musste, nur eine ebenso schöne Frau wie sie selbst zur Frau zu nehmen.

An dieser Stelle ist zu unterstreichen, dass immer der Erwachsene die Verantwortung trägt, wie sich das Kind auch verhält. Letztlich kommen Kinder nicht von selbst auf solche erotisierende Verhaltensweisen, sondern sie wurden von Erwachsenen oder älteren Kindern dahin gebracht.

Die extreme Selbstabwertung und die Flucht aus der Realität verhindern meist, dass die Persönlichkeit, überwältigt durch das Geschehene, völlig auseinanderbricht. Dadurch, dass das Kind die gesamte Last des sexuellen Missbrauchs trägt, bleibt die Persönlichkeit zwar erhalten, aber der Preis ist hoch.

Allerleirauh traut sich nicht, seine eigene Identität zu leben, denn es erlebt sich als schuldig und schlecht. Der *böse Vater* ist zu einem *bösen inneren Bild* des Kindes von sich selbst geworden – damit der *gute Vater* leben kann. Der Versuch, den Vater als jemanden zu behalten, den das Kind trotz der verwerflichen Tat weiterhin lieben kann, macht es erforderlich, die Realität zumindest zum Teil abzuspalten. Allerleirauh ist fest überzeugt, nur dazu da zu sein, dass ihr »die Stiefeln um den Kopf geworfen werden«, dermaßen minderwertig erlebt sie sich. Das Märchen drückt hier sehr direkt das masochistische Selbstverständnis des Kindes aus.

### *Selbsthass*

Nachdem der König, in dessen Schloss Allerleirauh dient, die Suppe gegessen und erfahren hat, dass die kleine Magd für die außerordentliche Qualität derselben zuständig ist, will er ihre Identität erfahren. Er fragt sie: »Wer bist du?« – »Ich bin ein armes Kind, das keinen Vater und Mutter mehr hat.« Er fragt weiter: »Wozu bist du in meinem Schloss?« Es antwortet: »Ich bin zu nichts gut, als dass mir die Stiefeln um den Kopf geworfen werden.«

In der Familie sind in erster Linie Vater und Mutter dafür zuständig, dass ein Kind sich geliebt fühlt. Das positive Bild der Eltern in seinem Inneren ist die Voraussetzung dafür, dass ein Mensch in der Lage ist, sich selbst zu lieben, zärtliche Gefühle für sich und andere zu entwickeln. Allerleirauh hat den Vater als ein vertrauenswürdiges Gegenüber verloren, und auch die Mutter fehlt und kann nicht helfen. So ist in der kurzen Antwort von Allerleirauh eine tiefe Wahrheit enthalten. Es ist zu nichts gut, als dass ihm »die Stiefeln um den Kopf geworfen werden«. – Mutter und Vater verloren zu haben bedeutet in der Sprache des Märchens, sich selbst nicht lieben zu können.

Masochismus hat seine Wurzeln in der Kindheit, ein Mangel an Eigenliebe – aus welchem Grund auch immer – gehört zwingend dazu. Erfolgt zusätzlich noch ein so aggressives, destruktives Geschehen, wie es der sexuelle Missbrauch darstellt, ist häufig intensiver Selbsthass die Folge. Menschen mit einem Allerleirauh-Schicksal sind – als Folge von dem, was mit ihnen geschehen ist – davon überzeugt, nur dazu da zu sein, gequält, missachtet und verletzt zu werden. Ein solcher Selbsthass hat natürlich starke Auswirkungen auf alle Beziehungen eines Menschen, und es kann sich eine krankhafte Form der Liebe entwickeln. Nicht selten suchen sexuell missbrauchte Menschen Partner, die sadistisch sind, weil das Erleben sexueller Lust nur im Zusammenhang mit Erleiden von Schmerz möglich ist. Hier wird der Zwang sichtbar, das als furchtbar Erlebte zu wiederholen. Wenn eine Person, die eigentlich für Liebe zuständig ist, quält, erniedrigt, demütigt und hasst, entwickelt sich solch ein Beziehungsmuster.

Die Zunahme von sado-masochistischen Praktiken ist ein deutlicher Trend in der Gesellschaft. Es muss davon ausgegangen werden, dass viele Perversionen – die immer leidvoll sind – sich auf sexuellen Missbrauch zurückführen lassen. Die Therapie dieser Störungen ist so schwierig, da sich die kranken Muster tief eingegraben haben. In einer Therapie können Menschen, die Terror und Gewalt an sich selbst erleben mussten, verstehen lernen, wie diese Ereignisse dazu führten, dass sie Aggressionen meist gegen sich selbst richteten. Doch erst wenn es ihnen gelingt, diese Energie nach außen zu richten, sich in konstruktiver Weise zu wehren, ist ein Ende der Selbstquälerei in Sicht.

Viele Krankheiten, insbesondere auch psychosomatische, lassen sich vor dem Hintergrund eines zerstörerischen Selbsthasses verstehen. Dieser führt häufig auch in die Suchtkrankheit.

Allerleirauh, die alles auf sich nimmt, versucht im Grunde, Schlimmeres zu vermeiden. Wir haben gesehen, dass ihre Flucht fort vom Königshof als innere Flucht zu verstehen ist. Einem Menschen, der Missbrauch erfahren hat, bleibt nur die Flucht in genau die im Märchen beschriebenen inneren Zustände. Ohne die Selbstabwertung wäre alles noch unerträglicher und gefährlicher: Der Vater müsste öffentlich angeklagt werden, was hieße, die Familie zu zerstören. Und wer würde ihm, dem Kind, glauben? Auch in diesen Überlegungen ist die Selbstentwertung deutlich: *Ich bin es nicht wert, dass man mir glaubt. Das Schicksal der Familie ist wichtiger als mein Glück und meine seelische und körperliche Unversehrtheit.* – Vor so viel Übermacht bleibt nur noch die Kapitulation!

Einige Missbrauchsopfer betonen gerade diese Verlassenheit und die sich daraus ergebende innere Verunsicherung:

Meine Mutter hat mich als Lügnerin beschimpft und einige Tage nicht mit mir gesprochen.

Oder:

Als ich meiner Mutter von dem erzählte, was Vater mit mir gemacht hatte, hat sie nur gesagt: Das musst du jetzt schnell vergessen.

Oder:

Als ich in der Familie erzählte, was mein Onkel mit mir gemacht hatte, wollte mir niemand glauben. Von da an habe ich gelogen, dass sich die Balken bogen.

Oder:

Als ich erzählte, was der Freund meines Vaters mit mir gemacht hatte, ich war etwa fünf Jahre alt, schlug mich mein Vater mit einem Stock. Von da an wurde ich von vielen Menschen missbraucht: von meiner Lehrerin, später von einem Lehrer, in der Jugendgruppe war ich der »Spielball« für fast alle.

### *Selbstschädigendes Verhalten*

Selbstverletzendes Verhalten ist eine Form von Masochismus, den viele Betroffene praktizieren. Er ist als eine Reaktion auf die tiefe Ablehnung des eigenen Körpers zu verstehen. Der Körper, der so viel Leid ins Leben brachte, soll gequält werden. Sexueller Missbrauch lässt Schmerz zum lustvollen Gefühl werden, das immer wieder gesucht wird. Eine Patientin beschreibt das Gefühl, das sich bei dem sogenannten *Schnippeln* – dem Aufritzen der Haut, meist an Armen und Beinen, aber auch an anderen Körperstellen – einstellt, als »geil«. Daher wird die Selbstverletzung als eine Erleichterung erlebt. Wie schon erwähnt wurde und wie weiter unten noch aufgezeigt wird, suchen diese Menschen oft Beziehungen, in denen sie sich dem Partner masochistisch unterwerfen können. Was dies für die Beziehungsgestaltung bedeutet, lässt sich leicht denken.

Sexuell missbrauchte Menschen erleben häufig Leere- oder psychische Spannungsgefühle, die unerträglich erscheinen. In diesem Zusammenhang ist das Schnippeln ein Versuch, die Spannung abzubauen und sich zu spüren. Nach solch einem selbstschädigenden Verhalten, das entlastend und erleichternd wirkt, ist der masochistische Drang zum Schnippeln für eine gewisse Zeit »befriedigt«.

Der eigene Körper hat offensichtlich die Rolle des missbrauchten Kindes übernommen. – Wie ist das zu verstehen? Der psychische Mechanismus, erlittene Kränkungen weiterzugeben, ist jedem bekannt. Ein Mann, der vom Chef gedemütigt wurde, zankt zum Beispiel zu Hause mit seiner Ehefrau oder den Kindern. Die erlittenen Frustrationen werden an andere weitergereicht, die schwächer sind und sich somit als Opfer anbieten. Damit verschafft sich der vom Chef gekränkte Familienvater eine gewisse Erleichterung, doch dies ist natürlich für niemanden eine Lösung.

Derselbe Mechanismus wirkt auch bei sexuell Missbrauchten, mit dem entscheidenden Unterschied, dass eine extrem tiefgehende Kränkung eine entsprechend zerstörerische Energie mobilisiert. Und diese wird nicht nach außen an andere, sondern an sich selbst, den eigenen Körper weitergegeben. Die Missbrauchssituation wird wiederhergestellt, doch diesmal ist es der Missbrauchte selbst, der seinen Körper quält. Das führt zu einem Gefühl von Macht und Überlegenheit, daher wollen viele Menschen auf ihr selbstverletzendes Verhalten nicht verzichten. Nach dem Motto: *Mein Körper gehört mir!* lassen sie von ihrem Fehlverhalten nur schwer ab und werden ohne psychotherapeutische Hilfe immer wieder rückfällig.

Selbstzerstörerische Handlungen haben nicht selten Suchtcharakter und müssen zwanghaft immer wieder ausgeführt werden. Ähnlich wie bei einer Droge sucht der Betroffene Erleichterung in einer Handlung, die zwar Schmerz verursacht, aber seine unerträglichen Leere- und Spannungsgefühle bekämpft. Suchtmittel erzeugen nur zu Beginn des Missbrauchs eine Euphorie, ein Hochgefühl. Später, wenn eine Abhängigkeit entstanden ist, werden diese Hochstimmungen nicht mehr erreicht. Angestrebt wird dann – abgesehen von der Bekämpfung der Entzugserscheinungen – vor allem eine entlastende, beruhigende und angstreduzierende Wirkung. Wie bei der Sucht, ist bei selbstschädigendem Verhalten ebenfalls oft ein Teufelskreis zu erkennen. Frau M. beschreibt ihn so:

Ich spüre, wie in mir der Drang stärker wird, mich selbst zu verletzen. Wenn ich das nicht mehr aushalten kann, nehme ich einen scharfen Gegenstand, ein Messer oder eine Rasierklinge, und ritze die Haut an meinen Armen oder Beinen auf. Es fühlt sich irgendwie erregend an, ich spüre mich dann ganz deutlich, auch der Schmerz ist schön. Anschließend habe ich Schuldgefühle, ich bin erschrocken darüber, was ich wieder gemacht habe, und verstecke die Wunden unter Pullover und Hose, auch im Sommer. Immer wieder habe ich mir vorgenommen, damit aufzuhören. Ich hasse mich selbst, weil ich das nicht schaffe. Ich habe Angst, dass meine Verletzungen entdeckt werden, und achte deshalb immer darauf, dass ich anderen Menschen nicht zu nahe komme.

Menschen, die extreme Gewalt und Grenzüberschreitung an sich selbst erleben mussten – und dies ist bei sexuellem Missbrauch der Fall –, tragen immer tiefe Wut- und Hassgefühle gegen den Täter in sich, auch wenn sie so gut verdrängt wurden, dass sie nicht wahrgenommen werden. Ohne Hilfe finden sie keinen direkten Zugang zu diesen abgespaltenen Gefühlen, die ein Eigenleben führen, weil sie nicht sein dürfen. Nur auf Umwegen können sie sie zum Ausdruck bringen.

Nicht nur selbstverletzendes Verhalten kann die gesuchte Wirkung – sich im Schmerz spüren – erzeugen, sondern auch andere Symptome wie zum Beispiel *psychogener Schmerz*.

Diese Schmerzzustände ohne körperliche Ursache treten bei Missbrauchsopfern typischerweise häufig im Unterleib auf. Sind keine anderen Ursachen auszumachen, muss bei diesem hartnäckigen psychogenen Schmerz auch an einen möglicherweise stattgefundenen sexuellen Missbrauch gedacht werden, der bis dahin nicht aufgedeckt wurde.

Frau A., die vom Großvater sexuell missbraucht wurde, litt unter chronischen Unterleibsbeschwerden, die verschwanden und wiederkehrten.

Medizinische Untersuchungen wiesen keinerlei krankhafte Veränderungen nach. Schließlich fand sie einen Gynäkologen, der eine Gebärmutterentfernung vornahm.

Alle Versuche, die Patientin davon zu überzeugen, dass sie organisch gesund sei, schlugen fehl.

Unter *Somatisierung* ist ein körperliches Krankwerden zu verstehen, wobei die Ursache psychischer Natur ist. Die Somatisierung hat eine entlastende Funktion und soll den Betroffenen von der Verantwortung für sich selbst befreien. Daher stellt sich in den verschiedensten Konfliktsituationen häufig eine Krankheit ein. Nun hat der Betroffene das Recht, sich zurückzuziehen und sich mit seiner Krankheit zu beschäftigen. Damit ergibt sich für ihn ein gewisser Krankheitsgewinn. Alle möglichen organischen Krankheiten können aus Somatisierungen hervorgegangen sein. Somatische Erkrankungen können auch in Zusammenhang mit sexuellem Missbrauch auftreten. Der zugrundeliegende Konflikt ist aber nur schwer auszumachen, da die Symptome verschoben sind. Die organische Krankheit wird behandelt, der ursprüngliche Konflikt muss nicht angegangen werden und bleibt ungelöst.

*Sucht*

Stimmungsschwankungen, Verstimmungszustände, Leeregefühle, Depressionen, Hassgefühle und ein innerer Groll auf sich selbst werden von Missbrauchsopfern in mehr oder weniger starker Ausprägung häufig erlebt. Menschen, die solch negative Gefühle immer wieder aushalten müssen, suchen oft nach direkter Erleichterung. Diese lässt sich in Betäubungsmitteln wie Drogen, Alkohol und Medikamenten finden.

Mit dem Suchtmittel sollen die Missstimmungen und Kränkungen bekämpft werden. Besonders mit Alkohol versuchen viele Betroffene die inneren Defizite auszugleichen, die durch den sexuellen Missbrauch entstanden sind. Die Droge soll zudem eine gewisse Enthemmung bewirken, um sexuell aktiv werden zu können. Zwar vermag sie zeitweise tatsächlich Erleichterung zu verschaffen, doch verstärken sich die unliebsamen Gefühle auf Dauer, so dass eine immer höhere Menge des Suchtmittels benötigt wird, um die erstrebte Wirkung zu erzielen. Wird diese Scheinlösung immer wieder eingesetzt, ist die Wahrscheinlichkeit groß, dass sich eine Suchtkrankheit entwickelt. Nun verschärfen Entzugserscheinungen den Zwang, das Suchtmittel weiterhin zu konsumieren.

Es werden, abgesehen von den sogenannten stoffgebundenen Süchten wie Alkoholismus, auch andere Suchtformen eingesetzt, um sich von den negativen Gefühlen zu entlasten: Arbeitssucht, Kaufsucht, Putzsucht usw.

Sexueller Missbrauch hat nicht selten ein exzessives Essverhalten (Esssucht) zur Folge. Betroffene schildern, dass sie schon als Kinder große Nahrungsmittelmengen zur Betäubung einsetzten. Besonders Süßigkeiten oder kalorienhaltige Speisen werden suchtartig benutzt, um Kummer, Einsamkeit und Traurigkeit auszugleichen. Das mitunter extreme Übergewicht Essgestörter ist natürlich eine Folge der übermäßigen Ernährung. Darüber hinaus hat die Unförmigkeit des Körpers jedoch oft noch eine weitere Aufgabe.

Mein Körper ist wie eine sichere Burg, in der ich mich verstecken kann. Wenn ich so dick bin, will kein Mann etwas von mir.

Dies äußerte eine Patientin in der Therapie, nachdem verschiedene Versuche abzunehmen gescheitert waren.

Exzessives Hungern (Magersucht) wird ebenfalls ähnlich wie eine Droge eingesetzt. Nicht selten erzeugt der sexuelle Missbrauch eine allgemeine Lebensangst, verbunden mit der Furcht, erwachsen zu werden. Die Magersucht verhindert, dass der Körper reift und erwachsene Dimensionen – weibliche Konturen – annimmt. Die sexuellen Bedürfnisse verschwinden, und gleichzeitig bleibt der Körper kindlich zart. Zudem erzeugt dieser sein eigenes Aufputschmittel, er schüttet Amphetamine als Überlebenshilfe aus, damit ein Funktionieren möglich ist, obwohl Nahrung nicht oder in geringen Mengen verbrannt wird. Magersüchtige werden von diesem körpereigenen Aufputschmittel abhängig und müssen ihr exzessives Hungern aufrechterhalten, um Entzugserscheinungen, insbesondere depressive Verstimmungen, zu verhindern.

Prinzessinnen in Märchen stehen für Behütet- und Verwöhntsein. Sie haben alles, was sich ein Kind erträumen kann. Mitunter werden sie wie der Augapfel von Mutter oder Vater behütet und auf Händen getragen. Diese übermäßige Eltern»liebe« ist ein Hinweis darauf, dass die Beziehung zwischen Mutter und Tochter beziehungsweise Vater und Tochter zu eng ist und dass eine Abhängigkeit bestehen könnte. Die Lösung vom Elternteil hat noch nicht stattgefunden, so dass die Prinzessin nicht frei ist für eine wirkliche Beziehung und Partnerschaft.

Allerleirauh ist eine Prinzessin, die unter dem Druck der Ereignisse eine gewaltige Veränderung ihres Lebensgefühls hinnehmen musste. Sie ist nicht mehr Prinzessin, sondern unterste Dienstmagd. Sie wurde aus ihrem behüteten Leben hinausgeworfen und durch die Tat des Vaters gezwungen, zu fliehen und in einer völlig anderen, unbehüteten Welt zu leben. Sie kann nicht mehr unbeschwert ihr Leben genießen, ihre Lebenswirklichkeit hat alles Schöne, alles Unbeschwerte verloren. Aber das Leben ist gerettet. Und dies ist zunächst viel! Märchen spiegeln innere Prozesse, wurde schon betont.

Obwohl alle Leichtigkeit des Daseins verschwunden ist, kann nach außen das Bild der Prinzessin erhalten geblieben sein. Häufig passen missbrauchte Menschen sich an, sind unauffällig und, wie das Märchen Allerleirauh es beschreibt, sind sie diejenigen, die sogar alle niederen Arbeiten verrichten. Die große Angst, dass der sexuelle Missbrauch entdeckt werden könnte, macht sie mitunter zu gehorsamen, überangepassten Wesen, deren Auffälligkeit ihre Unauffälligkeit ist. Natürlich verstärkt auch die Tatsache, dass die Persönlichkeit gebrochen wurde, eine solche Haltung. In anderen Fällen ist ein außergewöhnliches Trotzverhalten zu beobachten, was mitunter dazu führt, dass gerade missbrauchte Töchter vom Vater auf Händen getragen werden.

Wir haben die Flucht der Prinzessin als eine Flucht nach innen verstanden, und dies macht die eigentliche Dramatik und die Schwere der Störung aus. Eine Flucht in Form tatsächlichen Weglaufens ist allerdings nicht selten. Jedes zweite Kind, das im pubertären Alter aus der Familie flüchtet, ist ein sexuell missbrauchtes Kind.

Traumatische Erfahrungen führen immer zu tiefen Verunsicherungen, und diese beginnen, ein Eigenleben zu führen. Wenn die Gefahr schon längst vorüber ist, bleiben die Lähmungen und Störungen im Erleben, im Gefühlsbereich und im Denken bestehen. Sie werden noch verstärkt, weil das Trauma des sexuellen Missbrauchs meistens kein einmaliger Vorgang ist, sondern sich oft über viele Jahre wiederholt. Doch auch ein einmaliger Vorfall kann die Identität eines Menschen in einer Weise erschüttern, dass er die Folgen lebenslänglich spürt. Im folgenden Fallbeispiel wird dies eindrücklich geschildert:

Frau S. wurde, als sie elf Jahre alt war, vom betrunkenen Vater auf der Toilette massiv sexuell belästigt, ohne dass es jedoch zum Koitus kam. Frau S. beschreibt, dass sie starr vor Angst gewesen sei und nicht habe schreien können. Seit dieser Begebenheit sei sie nicht mehr froh gewesen. Sie habe sich förmlich durch alle Lebenssituationen durchquälen müssen. Die Schule sei ihr schwergefallen, obwohl sie eine gute Schülerin gewesen sei. Auch die Berufsausbildung habe sie nur mit Mühe geschafft. Als Heranwachsende sei die Sehnsucht nach Zärtlichkeit riesig gewesen, sie habe aber gleichzeitig große Angst davor gehabt. Obwohl sie nicht ständig an den Vorfall gedacht habe, habe sie sich häufig wie gelähmt gefühlt und von bleierner Schwere. Als Jugendliche habe sie Alkohol zu trinken begonnen und sofort die erleichternde Wirkung gespürt. Immer häufiger habe sie getrunken, um sich besser zu fühlen. Eine sich rasch entwickelnde Suchtkrankheit war die zwangsläufige Folge.

Frau S. hatte sich aus der Welt weitgehend zurückgezogen. Ihr Vertrauen war so tief gestört, dass sie sich unfähig fühlte, Hilfe zu suchen. Auch wollte sie sich der häufig kränkelnden Mutter nicht anvertrauen, die unter der Last ihrer Sorgen Mühe hatte, sich in ihrem eigenen Leben zurechtzufinden.

*Das mutterlose Kind*

Wird der sexuelle Missbrauch durch den Vater in der Familie bekannt, reagieren Mütter meist so, als wären sie für ihr Kind nicht zuständig. Das Märchen beschreibt, dass die Mutter gestorben sei, und hier sehen wir, wie dies wiederum auf eigenartige Weise zutrifft. »Wie konntest du mir das antun!«, so der Vorwurf einer Mutter an die 12-jährige Tochter, nachdem der sexuelle Missbrauch durch den Vater in der Familie bekannt wurde. Sie sieht sich als das eigentliche Opfer, als die betrogene Ehefrau. Dadurch fehlt ihr jegliches Mitgefühl für das, was ihrer Tochter angetan wurde. Statt Verständnis, Schutz und Solidarität erfährt ein missbrauchtes Kind Aggression, Vorwürfe, Schuldzuweisungen von Seiten der Mutter, die den Seelenmord an der eigenen Tochter nicht verstehen will. Damit ist sie für das Kind verloren, und es ist korrekt, wenn Allerleirauh immer wieder – und es klingt wie eine Entschuldigung – betont, dass sie als armes Kind Vater *und* Mutter verloren habe. Ihre Hilflosigkeit, ihre Angst, ihre Unfähigkeit, sich zu wehren, ihre zerstörte Identität, ihre Verlassenheit drücken sich in diesem einen Satz aus. Vater und Mutter auf radikale Weise verloren zu haben, ist als das *zentrale* Problem anzusehen.

Wären die Eltern wirklich gestorben, könnten nach einer Zeit der Trauer andere Personen an deren Stelle treten, neues Vertrauen könnte wachsen und das Gefühl für die eigene Persönlichkeit stabil bleiben. Ein missbrauchtes Kind musste jedoch tiefe Kränkungen seitens der Eltern erleben: durch den Vater, der die Seele ermordete, und durch die Mutter, die in einer Situation tiefster Verzweiflung unerreichbar blieb, die ihrer Beschützerrolle nicht nachkommen konnte und in der Realität oft selbst verfolgt und verurteilt wurde.

Viele Opfer sexuellen Missbrauchs in der Familie hassen die Mutter und nicht den Vater, der mit seinem Verhalten das Leid verursacht hat. In Therapien ist es daher wichtig, die Gesamtsituation der Familie zu betrachten und sie als ein System mit vielen verschiedenen Elementen zu sehen. Das folgende Fallbeispiel macht die Bedeutung des familiären Hintergrundes deutlich:

Frau B. kam in Therapie, nachdem sie ihren exzessiven Alkoholkonsum so weit gesteigert hatte, dass sie in immer kürzeren Abständen intensivmedizinisch versorgt werden musste. Mehrere Male wurde sie in komatösem Zustand ins Krankenhaus gebracht. Schließlich stimmte sie dem Vorschlag der Sozialbetreuerin des Krankenhauses zu, eine stationäre Langzeittherapie anzutreten. In der Therapie setzte sie sich mit ihrer Lebensgeschichte auseinander.

Die Eltern lebten in ständigen Spannungen, so dass lautstarke Auseinandersetzungen an der Tagesordnung waren. Scheiden ließen sie sich jedoch erst, als die Patientin vierzehn Jahre alt war. Ihr sei gesagt worden, sie habe die Mutter schon als Säugling abgelehnt. Sie habe den Kopf von ihr abgewandt und sich auch geweigert, an der Brust zu trinken. Später habe sie die Mutter bei jeder Gelegenheit provoziert und den Vater gegen sie ausgespielt. Innerlich schloss sie sich der Bewertung an, die der Vater für seine Ehefrau hatte: Sie sei böse, missgünstig und schlecht. Sie verbündete sich mit ihm gegen diese »böse« Mutter. Er hing mit abgöttischer Liebe an seiner Tochter, und diese suchte alle Zuneigung und Liebe von ihm zu bekommen. Während er den Kindern viele Freiheiten gewährte, war die Mutter streng und versuchte, ein Gegengewicht zur antiautoritären Haltung des Vaters aufzubauen. Hierauf reagierte Frau B. mit Trotz, der die Distanz zwischen Mutter und Tochter verschärfte.

Als die Patientin zehn Jahre alt war, nutzte der Vater jede Gelegenheit, mit ihr gemeinsam ins Bett zu gehen. Er streichelte ihre Genitalien, und sie musste ihn zum Orgasmus bringen. Dieser »Kontakt« zum Vater war ihr äußerst unangenehm, sie fühlte sich schuldig und schmutzig, sah sich jedoch nicht in der Lage, ihn zurückzuweisen. Auch als sie älter wurde, fühlte sie sich unfähig, sich ihm zu widersetzen, und es kam zum Koitus. Insgesamt fühlte sie sich ihrem Vater gegenüber völlig willenlos.

In der Therapie setzte sie sich mit den positiven Empfindungen auseinander, die der sexuelle Missbrauch in ihr erzeugt hatte. Bis dahin hatte sie ihre erotischen Gefühle verdrängt, nun konnte sie diese zunehmend annehmen und die starken Schuld- und Schamgefühle, die aufkamen, ertragen.

Als ihre Stiefmutter starb – der Vater hatte ein zweites Mal geheiratet –, näherte er sich der Patientin wieder, obwohl sie zu diesem Zeitpunkt bereits 26 Jahre alt war. Entsetzt musste Frau B. feststellen, dass sie erneut unfähig war, ihn zurückzuweisen, obwohl ihr Verstand aufs schärfste protestierte. Wenige Jahre später wollte er in ihre Wohnung einziehen. Sie wusste genau, was er damit beabsichtigte; trotzdem sah Frau B. sich außerstande, sich dem Ansinnen des Vaters entgegenzustellen. Sie betrank sich in exzessiver Weise und verkaufte ihre Wohnungseinrichtung, um ihn auf diesem indirekten Wege fernzuhalten. Tatsächlich ging ihre Strategie auf, insofern der Vater nach kurzer Zeit resigniert das Weite suchte.

Betrachten wir die Entwicklung dieser Lebensgeschichte, dann wird deutlich, dass im Leben der Patientin die Beziehung zur Mutter schon früh gestört war. Für eine gesunde Entwicklung des »Urvertrauens« ist eine enge Beziehung zwischen Säugling/ Kleinkind und Mutter notwendig, doch diese konnte nicht unbeschwert gelebt werden. Stattdessen suchte das Mädchen eine enge Beziehung zum Vater. Dieser war labil, trank und lebte in trotziger, kindlicher Opposition zu seiner Frau. Was das Märchen als tatsächlichen Verlust der Mutter durch den Tod darstellt, ist für Frau B. psychologisch wahr: Für das kleine Mädchen war die Mutter tot. Auch wenn sich diese mit aller ihr zur Verfügung stehenden Energie um das Kind bemüht haben mag, war die Beziehung zutiefst gestört. Dies verhinderte eine gesunde Persönlichkeitsentwicklung. Es blieb die Beziehung zum Vater, der zwar selbst auch nicht in der Lage war, seiner Tochter gerecht zu werden, der aber ihr Bedürfnis nach Zuwendung zunächst befriedigte. Die Tochter idealisierte ihn als ihre wichtigste Bezugsperson.

Der sexuelle Missbrauch fixierte Frau B. noch stärker auf den Vater. Das Bild des Märchens vom Kind im Mantel aus tausenderlei Tierfellen entspricht ihrer inneren Befindlichkeit: Der Mantel ist wie ein Fluch, ein dunkler Schatten, der das Lebensgefühl in die Tiefe zwingt und alles Schöne abtötet.

Im Verlauf der Therapie berichtete die Patientin, ihr Dasein in ihrer Jugend sei vom Gefühl bestimmt gewesen, völlig unberechtigt auf der Welt zu sein. Die zahlreichen Selbstmordversuche, die Versuche, sich mit allen möglichen Mitteln wie Alkohol, Medikamenten, Drogen und exzessivem Essen zu betäuben, waren hilflose Reaktionen auf ein inneres Chaos, das sie nicht beherrschen konnte. Auch der erfolglose Versuch, über Partnerschaften Halt und Sicherheit zu finden, muss als ein solches Bemühen angesehen werden.

Eine Patientin setzte in der Therapie die Erinnerungen an ihre Kindheit wie ein Puzzle zu einem Bild zusammen:

Zunächst kann Frau Z. dem, was sie schon als Kleinkind erleben musste, kaum Glauben schenken. Sie schätzt, dass sie drei oder vier Jahre alt war, als ihr Vater sie missbrauchte. Es steigen starke Ekelgefühle auf, als sie sich daran erinnert, dass sie zum Beispiel sein Sperma schlucken musste. Schon früh wurden also die Grenzen ihrer Persönlichkeit verletzt und zerstört. Ihre Kindheit ist von vielen Krankheiten bestimmt sowie von einer äußerst schwierigen Mutterbeziehung. Immer wieder verlor ihre Mutter die Kontrolle über ihre Aggressionen. Ein Erlebnis steht für viele:

Im Zorn drückte die Mutter die Hand der kleinen Tochter auf die glühendheiße Herdplatte und behauptete anschließend, das Kind habe dies selbst getan, es sei halt einfach dumm. Nach außen wurde immer die Fassade einer heilen Familie aufrechterhalten, während die Beziehungen zwischen allen Familienmitgliedern in Wirklichkeit äußerst gestört waren. Im weiteren Verlauf der Therapie wurde der Patientin bewusst, dass sie auch von ihrer Tante, bei der sie einige Zeit lebte, missbraucht worden war. Ohne wirklich lesbisch zu sein, suchte sie erotische Beziehungen zu Frauen, die dem Typ der Tante entsprachen.

Auch in diesem Fallbeispiel wird deutlich, dass die Störung tief in der Familie verwurzelt ist und dass nicht nur die Beziehung zum Vater, sondern auch diejenige zur Mutter grundlegend gestört war.

Was bisher gesagt wurde, macht es deutlich: Sexueller Missbrauch ist als Ausdruck einer Krankheit der ganzen Familie zu sehen. Immer sind mehrere Familienmitglieder direkt oder indirekt beteiligt, und es findet sozusagen eine soziale Vererbung statt. Das Problem wird an die nächste Generation weitergegeben. Missbrauchte Menschen missbrauchen ihren Körper und missbrauchen andere Menschen, seelisch oder körperlich. Daher missbrauchen auch wiederum sie oft ihre Kinder oder aber können sie vor sexuellem Missbrauch nicht schützen.

Eine Feststellung lässt sich machen: Stimmt die Beziehung zwischen Mutter und Kind, ist sexueller Missbrauch eher unwahrscheinlich. In vielen Fällen, die in der psychotherapeutischen Praxis behandelt wurden, stellte man fest, dass eine frühe Störung der Mutter-Kind-Beziehung vorlag. Aus diesen frühen Mangelerlebnissen heraus bildete sich der Nährboden für sexuellen Missbrauch.

### *Der suchtkranke Vater*

Die Persönlichkeit der Väter, die ihre Töchter sexuell missbrauchen, wurde des Öfteren untersucht. Immer wieder stellte man fest, dass es schwache Menschen sind, die aber innerhalb der Familie ein großartiges Bild von sich selbst vermitteln wollen.

Ist der Vater suchtkrank – ein nicht seltener Hintergrund für sexuellen Missbrauch –, wird er von seiner Familie häufig in Extremen erlebt: einerseits hart, brutal, unberechenbar und rücksichtslos, zu anderen Zeiten aber weich, hilflos, mitunter zärtlich, verwöhnend und liebevoll. Je nach der Phase, in der er sich gerade befindet, wird die Tochter entweder auf Händen getragen oder gnadenlos abgewertet, misshandelt, mit Ignoranz gestraft usw.; selten wird sie in ihm einen Menschen vorfinden, der den richtigen Abstand zu ihr wahrt.

Typisch für viele Suchtkranke ist, dass sie unter Alkoholeinfluss ihre Minderwertigkeitsgefühle mit prahlerischem und überheblichem Verhalten kompensieren. Damit können sie der Partnerin mitunter nicht mehr imponieren, die kleine Tochter wird jedoch sehr empfänglich sein für ein überhöhtes Bild, das der Vater von sich selbst entwirft. Dann verbündet sich der suchtkranke Vater mit der Tochter, die die Einzige ist, die noch in bestimmten Grenzen Einfluss auf ihn hat. Sie darf ihn aus der Kneipe holen, trösten und besänftigen.

In unserem Märchen macht der König mit seinem Verhalten deutlich, dass die Tochter als die einzige Frau übrig bleibt, die für ihn in Frage kommt. In der Realität ist es mitunter ähnlich: Der Vater ist von seiner Partnerin und anderen Frauen maßlos enttäuscht, die Ehefrau stellt das Feindbild dar, sie ist es, die angeblich an allem Schuld trägt, böse und schlecht ist und den Geschlechtsverkehr verweigert. Die Tochter dagegen ist unschuldig und wird engelhaft verehrt. Natürlich ist das Bild, das der Vater von seiner Tochter hat, völlig verzerrt. Er nimmt sie nicht wahr, wie sie wirklich ist; die Beziehung ist merkwürdig unecht. Dies wird jedoch von beiden nicht erkannt. Die Tochter genießt die enge Beziehung zum Vater; sie lässt sich von ihm verwöhnen, nimmt teil an seiner Selbstgefälligkeit und fühlt sich dadurch aufgewertet.

Dies allein ist schon als ein Missbrauch anzusehen, da jedes Mädchen von seiner emotionalen Reife her mit einer solchen Vaterbeziehung immer überfordert sein muss. Der Missbrauch ist in dem Verhalten des Vaters zu sehen, der seine Tochter manipulativ für seine Bedürfnisse benutzt. Er verehrt und vergöttert sie in Wirklichkeit nur, weil er sie als Trost für seine innere Verzweiflung benötigt. Sie ist mitunter der einzige Mensch überhaupt, dem er sich noch wirklich zugehörig fühlen kann. Alle Menschen sind schlecht, niemandem kann er noch trauen.

Der Vater wird unbeirrbar glauben, sich und seiner Tochter mit seiner Zuneigung nur etwas Gutes zu tun. Auch die Tochter wird die enge Beziehung, die sie zum Vater hat, als normal betrachten. Vor allem spürt sie, dass er sie braucht und verehrt. Sie wird hieraus eine bestimmte Form von Selbstwertgefühl entwickeln. Sie spürt, dass sie in gewisser Weise Macht über den Vater hat, etwas, was sich alle Kinder wünschen.

Wie hier geschildert, ist es häufig bereits im Vorfeld des sexuellen Missbrauchs zu einer unrealistisch verzerrten und gestörten Beziehung zwischen Vater und Tochter gekommen. Das nächste Fallbeispiel schildert die Auswirkungen einer extrem engen Vaterbeziehung:

In der Familie wurde behauptet, dass Frau N. ein Vaterkind sei. Der alkoholkranke Vater drehte sich nur um sich und seine Bedürfnisse, gewährte aber seiner Tochter alle nur möglichen Freiheiten. Wenn es wegen der Trinkexzesse Streit zwischen den Eltern gab, ergriff Frau N. schon als Kleinkind Partei für ihren Vater. Mit der Zeit wurde die Mutter verbittert und hart, denn sie war es, die mit ihrer Arbeitskraft die Familie durchbringen musste. Auch ihrer Tochter gegenüber wurde sie streng und versuchte so, dem völlig verwöhnenden und grenzenlosen Erziehungsstil des Vaters entgegenzuwirken. Dies führte jedoch nur zu heftigen Trotzreaktionen und ständigen Machtkämpfen zwischen Mutter und Tochter. War die Mutter streng, suchte Frau N. innerlich die Position des Vaters und fühlte sich dadurch geschützt und unterstützt, denn der Vater, der Hass gegen seine Frau aufbaute, hatte im Kampf gegen sie in der Tochter eine Verbündete.

Als Frau N. neun Jahre alt war, kam es zum ersten Mal zum sexuellen Missbrauch, den sie in typischer Weise abspaltete. Der Vater, der für sie in ihrer kindlichen Bedürftigkeit viel wichtiger war als die Mutter, stürzte sie in tiefste Schuld- und Schamgefühle. Diese Angewiesenheit auf den Vater ließ es unmöglich erscheinen, den Missbrauch aufzudecken oder sich dagegen aufzulehnen.

Auch in diesem Ausschnitt aus einer Lebensgeschichte wird deutlich, dass es in übermäßig engen Vater-Tochter-Beziehungen nicht um wirkliche Liebe geht. Es ist wichtig, den Unterschied wahrzunehmen zwischen dieser Form der Beziehung und der elterlichen Liebe, die beide Eltern ihrem Kind gegenüber gemeinsam wahrnehmen. Die echte Elternliebe ist dadurch gekennzeichnet, dass die Eltern diejenigen sind, die etwas geben, die Zuneigung und Liebe verschenken, ohne selbst bedürftig zu sein. Immer dann, wenn Eltern das Kind für ihre Liebesbedürfnisse benutzen, findet (emotionaler) Missbrauch statt. Natürlich ist dies nicht so zu verstehen, dass es für Eltern nicht auch schön sein darf, die Liebe ihres Kindes wahrzunehmen und zu genießen. Das entscheidende Moment ist das Maß ihrer eigenen Bedürftigkeit, ihr Hunger nach Zuneigung, den mitunter nur die eigenen Kinder zu stillen vermögen. Suchtkranke Eltern leiden an einer *Abhängigkeits*krankheit, sie sind in besonderer Weise auf ihre Kinder angewiesen. Es entwickelt sich immer eine Co-Abhängigkeit der Kinder, die eine Persönlichkeitsstörung verursacht.

Die Beziehung zwischen einem alkoholabhängigen Vater und seiner Tochter kann sich aber auch ganz anders gestalten. Nicht selten wird der suchtkranke Vater zum Tyrannen gegenüber allen Familienmitgliedern. Dabei ist mit besonders brutalen Vergewaltigungen zu rechnen. Die Trinkexzesse werden von den Familienmitgliedern mit Abscheu beobachtet, so dass die einzigen Waffen des Suchtkranken seine Rücksichtslosigkeit, seine Drohungen und seine brutalen Aggressionen sind. Er spürt, wie sich alle Familienangehörigen distanzieren und wie er zunehmend den Hass aller auf sich zieht. Eine Angst- und Schreckensherrschaft soll seine Position in der Familie stabilisieren. Zur Demonstration seiner Macht gehört, dass er nach Belieben körperliche Gewalt und massive Drohungen einsetzt und den Beischlaf erzwingt. In erster Linie ist die Ehefrau Ziel seiner Aggressionen, oft aber sind es auch die Kinder, wenn sie zum Beispiel versuchen, der Mutter zu Hilfe zu kommen. Besonders weibliche Familienmitglieder sind gefährdet, Opfer von Vergewaltigungen zu werden. Hier geht es allein um die Demonstration von Macht eines im Grunde Ohnmächtigen, denn längst ist dem Suchtkranken klar, dass er die Zuneigung aller Familienmitglieder verloren hat.

Sexueller Missbrauch, den die Tochter auf diesem Hintergrund erleben muss, ist besonders dramatisch, da er immer mit großer Brutalität erzwungen wird, massive Angst, Panik und Ekelgefühle bei der Tochter erzeugt und besonders häufig mit Morddrohungen verbunden ist.

Sexualität ist bei allen Menschen ein sensibler Bereich, der für Störungen anfällig ist. Wie bereits in mehreren Fallbeispielen beschrieben, haben fast alle Opfer sexuellen Missbrauchs mehr oder weniger starke Probleme mit ihrer Sexualität.

Ich suchte wahllos Kontakt zu Männern, um mit ihnen zu schlafen. Es war ein gutes Gefühl, wenn ich sie beherrschen konnte, anschließend fühlte ich mich jedoch immer leer und schlecht. Sexuelle Lust konnte ich nicht erleben.

In dieser Aussage eines Missbrauchsopfers wird deutlich, wie Sexualität benutzt wird, um Rachegefühle auszuleben, mit dem Ergebnis, dass die Missbrauchsgeschichte fortgeschrieben wird. Auch der Zwang zur Wiederholung kommt hier zum Ausdruck.

Sexuelle Probleme treten bei Betroffenen manchmal erst auf, wenn Partnerbeziehungen enger werden, wenn Vertrautheit und Zuneigung wachsen. Die erlebte sexuelle Ausbeutung durch einen Menschen, der dafür zuständig gewesen wäre, Liebe, Nähe und Schutz zu vermitteln, führt zu Angst vor Nähe. Sogenannte *Flashbacks* – das sind ängstigende, schuld- und ekelbeladene Erinnerungen, Bilder aus der Vergangenheit, oft in Übereinstimmung mit entsprechenden Gefühlen – treten überfallartig auf und vertreiben Lustgefühle nachhaltig. Diese unberechenbaren Erscheinungen führen zu Orgasmusstörungen und vielfach zum Verlust jeglicher sexueller Bedürfnisse.

Häufig ist auch der Bereich der Phantasie gestört. Betroffene berichten, wenn sie den Mut finden, ihre diesbezüglichen Gedanken zu äußern, dass sich Teile des Missbrauchs hier wiederfinden. Mit Erschrecken stellen sie fest, dass sie durch Schilderungen oder Darstellungen von Missbrauchsszenen zwar einerseits angewidert, andererseits aber auch sexuell erregt werden. Andere verlieren sich in Tagträumen mit sadomasochistischen Inhalten. Sie halten sich deswegen oder für zwanghaftes Onanieren mit entsprechenden Phantasien für schlecht und verdorben, so als hätten die anderen doch recht damit, dass sie Schuld an dem sexuellen Missbrauch trügen. Für sie ist wichtig zu verstehen, dass diese Störungen einzig und allein Folgen des sexuellen Missbrauchs sind und viele Betroffene auf dieselbe Weise reagieren!

Selbst wenn andere Bereiche des täglichen Lebens befriedigend und kompetent bewältigt werden, bleibt für viele Betroffene die Sexualität ein problembeladenes Gebiet. Auch dies spiegelt sich in dem Mantel aus tausenderlei Tierfellen und -häuten.

*Der latente Inzest*

Nicht nur der vollzogene Geschlechtsverkehr hat all die negativen Folgen, die immer wieder in der Therapie zu beobachten sind. Auch die Sexualisierung der Beziehung zwischen Eltern und Kindern hat stets dramatische Folgen:

Frau K. wurde unehelich geboren. Sie war von der Mutter unerwünscht, da sie deren Lebenszielen im Wege stand, und verbrachte die ersten Lebensjahre bei den Großeltern mütterlicherseits. Als sie drei Jahre alt war, heiratete die Mutter einen vermögenden Partner und nahm ihr Kind zu sich. Frau K. erinnert sich daran, dass immer wieder dasselbe Motto von der Mutter ausgegeben wurde: »Wir müssen froh sein, dass dieser Mann uns genommen hat!« Folglich drehte sich die Aufmerksamkeit von Mutter und Tochter ausschließlich um die Befriedigung der Bedürfnisse des Stiefvaters.

Die Patientin berichtete weiter, dass sie sich sehr bald in ihren Schamgefühlen massiv verletzt fühlte, da zunächst ihr Stiefvater jede Gelegenheit nutzte, sie nackt zu sehen. Wenn sie in der Badewanne war oder auf der Toilette, musste sie davon ausgehen, dass er plötzlich hereinkam und sie anstarrte. Als sie älter wurde, bestand sie darauf, dass die Türe abgeschlossen werden konnte. Der Stiefvater schaute daraufhin immer durch das Schlüsselloch, wenn sie sich wusch oder die Toilette benutzte. Sie entwickelte einen siebten Sinn für das, was sich vor der Badezimmertür abspielte, da sie sich wegen der zudringlichen Nachstellungen seitens des Stiefvaters nicht sicher fühlen konnte. Er berührte auch ihre Brüste und lobte ihren schönen Körper. Immer hatten seine Berührungen eine eindeutig sexuelle Tönung.

Mit großem Entsetzen musste sie bei Beginn der Pubertät feststellen, dass auch die Mutter sie immer wieder durch das Schlüsselloch beobachtete. Als sie sie einmal dabei ertappte und diese ihre Handlung auf Grund der eindeutigen Überführung nicht mehr leugnen konnte, gab sie an, sie mache dies, um zu wissen, ob die Patientin unsittliche Dinge tue. Diese Begründung wurde von der Patientin jedoch nicht akzeptiert. Die Mutter sei in der gleichen Weise an ihr interessiert gewesen wie der Stiefvater, nämlich zur Befriedigung ihrer Schaulust. Ihr Dasein als Kind und Jugendliche sei immer davon geprägt gewesen, für die Bedürfnisse der Eltern herhalten zu müssen.

Es bestand keine echte Eltern-Kind-Beziehung. Frau K. diente als Objekt sexueller Begierden, zudem musste sie das Image der Eltern in der Öffentlichkeit aufwerten, indem sie sich zum Beispiel in schönen Kleidern zeigte. Als erwachsene Frau wusste sie ihre weiblichen Reize gut in Szene zu setzen. In der Therapie fiel auf, wie sehr sie ihr Äußeres betonte.

Die Patientin entwickelte einen großen Ehrgeiz in schulischen Leistungen. Gute Schulnoten wurden jedoch von den Eltern ignoriert wie auch ihr Wunsch, eine weiterführende Schule zu besuchen. Bereits als Jugendliche bemerkte sie, dass Alkohol eine beruhigende Wirkung auf ihre innere Not ausübte. Sie trank viel zu viel und verlor immer öfter die Kontrolle über das Suchtmittel. Von großem Ehrgeiz getrieben, vermochte sie aber monatelang darauf zu verzichten, um beruflich weiterzukommen. Sie war besessen von dem Ziel, sich selbst aus der Misere herauszuarbeiten, und sie erreichte mit ihrem extremen Arbeitseinsatz, der häufig bis in die Nachtstunden dauerte, eine sehr gute Position in einem mittelständischen Unternehmen. Trinkexzesse fanden nur an den Wochenenden statt, damit sie ihrer Arbeit nachgehen konnte.

Frau K. bemerkte nicht, dass sich das Muster, das sie in ihrer Kindheit erleben musste, wiederholte. Die Ausbeutung durch die Eltern, die sie als Person nicht wertschätzen konnten, wiederholte sich auf einer anderen Bühne mit anderen Schauspielern.

Ob der Arbeitgeber die extreme Arbeitsleistung eingefordert hat oder ob sie sie freiwillig leistete, darf unberücksichtigt bleiben, da sie förmlich zu einer Ausbeutung einlud. Auch ihr Kontakt zu Männern war von Missbrauch gekennzeichnet. Obwohl sie schmerzhaft spürte, dass diese lediglich an ihrem Körper interessiert waren, ging sie immer wieder flüchtige Bekanntschaften ein. Am Ende dieser Affären betäubte sie sich mit Alkohol.

Frau K. fand eine Stelle als Sekretärin bei einem älteren Vorgesetzten, der ihr mit seiner väterlichen Art die vermisste elterliche Zuneigung entgegenbrachte. In ihm fand sie in gewisser Weise einen Vaterersatz. Sie liebte ihn in auffälliger Ergebenheit und bemühte sich, ihm alle Wünsche von den Augen abzulesen. Obwohl Frau K. diese Zeit als sehr stabil erlebte und als die glücklichste ihres Lebens bezeichnete, wird bei näherer Beobachtung deutlich, dass sie in Abhängigkeit von einem Menschen lebte, über den sie ihre emotionale Stabilität bezog. Sie lebte nicht aus sich selbst heraus, sondern förmlich durch ihren Vorgesetzten. Als dieser starb, war ihr Schmerz extrem, immer wieder betäubte sie sich mit Alkohol. Sie konnte seinen Tod nicht verarbeiten. Oft besuchte sie heimlich sein Grab; denn sie fürchtete, von den Angehörigen gesehen zu werden.

Wieder ging sie verschiedene kurze Beziehungen ein, ohne tiefere gefühlsmäßige Beteiligung. Als sie schwanger wurde, wollte sie zwar das Kind behalten, jedoch keinesfalls den Vater heiraten. Die Tochter, die sie dann gebar, gab sie bei ihrer Mutter in Pflege, die zu ihrem Erstaunen mit abgöttischer Liebe an ihrem Enkelkind hing. Schmerzlich war für die Patientin zu erleben, dass ihre Mutter plötzlich in der Lage war, ihrem Enkelkind all die Zuneigung und Fürsorge zu geben, die sie selbst von ihr so sehr vermissen musste. Es traten heftige Eifersuchtsgefühle dem eigenen Kind gegenüber auf, die sie sich wiederum nicht verzeihen konnte.

Wie in dieser Lebensgeschichte deutlich wird, kann Missbrauch auch auf subtile, nach außen verdeckte Weise stattfinden. Für die Psyche eines Menschen ist er ähnlich verhängnisvoll wie der vollzogene sexuelle Missbrauch. Schon die Tatsache, dass Frau K. als Kind unerwünscht war, verursacht eine tiefe Störung der Persönlichkeit. Der latente sexuelle Missbrauch ihrer schaulustigen Eltern verschärfte das Problem. Die Folgen lassen sich in den gestörten Partnerbeziehungen wiederfinden wie auch in dem großen Bedürfnis der Patientin, sich durch ihr Äußeres in Szene zu setzen, und schließlich in ihrem übermäßigen Arbeitseinsatz.

An der Beziehung zum väterlichen Vorgesetzten wird deutlich, dass die Patientin in sich selbst eine stabile, eigenständige Identität vermisst. Das Selbstwertgefühl muss immer über andere hergestellt werden. Ihre unausgesprochene bange Frage lautet immer: »Bin ich in deinen Augen o.k.? Mache ich alles zu deiner Zufriedenheit? Mache ich alles richtig? Genüge ich dir?« Sie bleibt abhängig von der Meinung ihrer Mitmenschen, bei denen sie Halt und Sicherheit sucht. Ihre innere Unsicherheit ist keineswegs eine Frage der Intelligenz, sondern Folge der instabilen Beziehung zu den Eltern, die nicht zulassen konnten, dass sie eigenständig wurde. Statt Wertschätzung, Unterstützung und wirklicher Zuneigung um ihrer selbst willen zu erhalten, musste sie erleben, dass sie nur dann existenzberechtigt war, wenn sie absolut den Bedürfnissen der Eltern entsprach.

Schon früh wurde sie offen für das Elend der Mutter verantwortlich gemacht, die durch ihre Geburt auf so vieles verzichten musste. Hierdurch entwickelte Frau K. quälende Schuldgefühle. Diese waren wie ständige Begleiter, die zu ihrem Lebensgefühl dazugehörten; sie waren nur dadurch zu mildern, dass sie den Erwartungen der Eltern noch perfekter entsprach. Ein eigenes Ich konnte sich so nicht entwickeln.

In allen engeren Beziehungen waren die Folgen der gestörten Persönlichkeitsentwicklung zu erkennen. Immer musste sie darauf achten, dass ihr Gegenüber mit ihr zufrieden und einverstanden war. So versuchte sie auch in der Therapie, den Erwartungen aller Gruppenmitglieder gerecht zu werden. Dies war natürlich unmöglich und führte zu Konflikten in der Gemeinschaft – die jedoch für die therapeutische Arbeit sehr wichtig waren.

Das ausbeuterische Verhalten der Eltern, die durch sie ihre Schaulust befriedigten, blieb im Leben der Patientin auch in der Weise wie ein Brandzeichen erkennbar, dass sie immer wieder andere Menschen dazu brachte, sie zu missbrauchen. Sie kleidete sich aufreizend, war aber erbost über Männer, die anzügliche Bemerkungen machten oder sie anstarrten. Sie war dem Zwang der Wiederholung ausgeliefert, der darin besteht, als Betroffene das Drama so lange wiederholen zu müssen, bis Erlösung, Heilung stattfindet, beispielsweise durch die Aufarbeitung in einer Therapie.

Der Sinn dieses Wiederholungszwangs lässt sich so verstehen, dass tief im Inneren des Menschen das unerledigte Problem, die Kränkung oder das Trauma nach Erlösung schreit. Der Mensch hat immer eine tiefe Sehnsucht nach Konfliktfreiheit und Ganzheit. Ist diese Harmonie gestört – und dies ist immer der Fall, wenn ein Mensch nicht zum direkten Ausdrücken des Schmerzes im Kontakt mit anderen in der Lage ist, wenn er nicht trauern und sich dadurch Erleichterung verschaffen kann –, dann kennt das Unbewusste nur einen Weg: das Drama immer wieder zum Ausdruck zu bringen. Das Leid und der Schmerz werden aber meist nicht als *Aufforderung* verstanden, sich um das tieferliegende Problem zu kümmern, und der Teufelskreis bleibt erhalten. So ging die Patientin immer wieder oberflächliche Beziehungen ein, wodurch sie sich letztlich immer leerer und minderwertiger fühlte. Sie habe sich dagegen gewehrt, habe aber immer wieder erleben müssen, dass etwas in ihr existierte, das stärker war als sie selbst und sie dazu brachte, selbstzerstörerisch zu handeln. Beziehungen bestanden für sie vor allem darin, sich völlig abhängig zu machen, sich darin zu verlieren. Da dieses Sich-Verlieren aber große Angst hervorrief, wehrte sie alle Männer ab, die eine echte Beziehung aufnehmen wollten.

*Die Opferidentität*

Mit dem Begriff »Opferidentität« meine ich eine bestimmte Haltung, die sich wie ein roter Faden durch das Leben von Menschen zieht, die tief in ihrem Inneren davon überzeugt sind, Opfer zu sein und für immer zu bleiben. Die Opferrolle ist für solche Menschen in einer Weise zur Normalität geworden, dass sie sie meist überhaupt nicht wahrnehmen. Wenn sie zum ersten Mal mit diesem Thema konfrontiert sind, weisen sie eine solche Feststellung daher häufig als Zumutung zurück.

Damit sich eine Opferidentität bildet, müssen in der Kindheit bestimmte traumatische Ereignisse, also tiefe seelische Verletzungen, stattgefunden haben, die entscheidend zu einer Verkümmerung des Selbstwertgefühls führten – plakativ ausgedrückt, wurde die Seele, die wahre Persönlichkeit, ermordet. Sexueller Missbrauch, aber auch psychische Formen des Missbrauchs in der Familie können eine solch tiefgehende Verletzung verursachen, die die Entwicklung eines gesunden Selbstwertgefühls verhindert. Die Opferidentität füllt quasi die Lücke und tritt als Ersatz für eine gesunde Identität an die Stelle eines stabilen, selbstbewusst handelnden Ichs, das sich bei einer unbelasteten Entwicklung gebildet hätte. Diese »Ersatzidentität« war für das Kind notwendig, um mit einer äußerst schwierigen Lebenssituation fertig zu werden, sie ermöglichte es ihm zu überleben. Weil sie so wichtig war, hat sie die Persönlichkeit dermaßen stark geprägt, dass sie lebensbestimmend bleibt, auch wenn die Bedrohung vorüber ist. Sie ist nun nicht mehr hilfreich, sondern hemmt und verhindert die freie Entfaltung der Persönlichkeit.

Die linke Zeichnung stellt eine relativ »normale« Persönlichkeit dar, die nicht vollkommen rund ist, weil ein Mensch niemals vollkommen sein kann. Jeder hat Ecken und Kanten, Fehler und Störungen, die ihn mehr oder weniger belasten. Menschen mit einer Opferidentität sind jedoch so stark an der Entwicklung ihrer

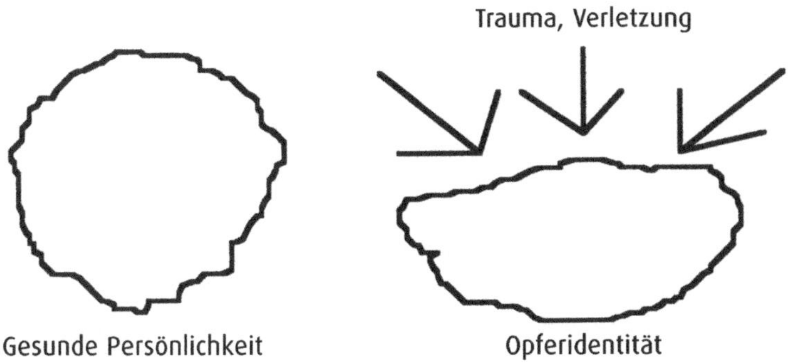


eigentlichen Persönlichkeit gehindert worden, dass die »Ersatzidentität« des Opfers diese Lücke dauerhaft gefüllt hat.

Solche Menschen haben selten oder nie für längere Zeit Glück erfahren und sind tief in ihrem Inneren überzeugt, dass sie kein Recht darauf haben. Mitunter sind sie zu großen Anstrengungen in der Lage und erreichen mit viel Energie in kürzester Zeit Beachtliches, aber sie werden das Erreichte wieder zerstören müssen. Sie scheitern in Beziehungen, weil sie mit traumwandlerischer Sicherheit den Partner finden, der sie enttäuscht und den sie selbst enttäuschen werden.

Dies zeigt sich in der Therapie besonders deutlich. Zunächst sehen gewisse Menschen mit Opferidentität in ihrer Therapie eine neue Chance, um endlich erfolgreich zu werden. Sie verhalten sich konstruktiv, und die Opferidentität rückt in den Hintergrund. So kann der Eindruck entstehen, dass es sie überhaupt nicht gibt. Wird jedoch ein Lebensabschnitt oder der gesamte Lebenslauf untersucht, fällt auf, dass an diesen Menschen das Pech förmlich zu kleben scheint. Immer wieder geraten sie an grausame, ungerechte Partner, sadistische Vorgesetzte, in widrigste Lebensumstände.

Manchmal zeigt sich in der Therapie die Opferidentität jedoch sehr schnell. Mit Passivität, mit offensichtlichem Selbstmitleid, mit anklagender und jammernder Stimme demonstriert der oder die Betroffene, dass er/sie das Leben nicht allein meistern kann. Gesucht wird jemand, der vermeintlich stärker ist, der die schwere Bürde abnimmt und ihn oder sie durchs Leben schleppt.

Mitunter lässt sich die Opferidentität in kleinen Szenen des alltäglichen Lebens beobachten:

Herr H., ein Missbrauchsopfer, hat während der stationären Entwöhnungsbehandlung einen Arzttermin. Da er zu spät in der Praxis erscheint, kann er nicht mehr behandelt werden. Er ist böse auf den Arzt, der ihn nicht empfängt, und findet nun, der Grund, weswegen er ärztliche Hilfe in Anspruch nehmen wollte, sei nicht mehr so wichtig, und er verzichte lieber völlig auf eine Behandlung. Wenig später meldet er ein Problem in der Gruppentherapie an. Da andere Gruppenmitglieder ebenfalls Themen bearbeiten möchten, wird sein Thema zurückgestellt. Herr H. ärgert sich darüber, setzt sich jedoch nicht dafür ein, dass sein Thema Vorrang hat.

Die Opferidentität ist bei Herrn H. zu einem perfekten System geworden, das von ihm als solches überhaupt nicht mehr erkannt wird. In den geschilderten kleinen Szenen ist sein Bemühen zu erkennen, an seiner Situation etwas zu verbessern: Er sucht den Arzt auf; er meldet in der Gruppentherapie ein Problem an, das er besprechen möchte. Letztlich gelangt er jedoch nicht ans Ziel, weil sich offensichtlich weder der Arzt noch Gruppenmitglieder und Therapeuten um ihn kümmern. Dass seine Anliegen nicht gleich erfüllt wurden – weil er zu spät kam, weil andere auch Anspruch erhoben auf Berücksichtigtwerden in der Gruppe –, bestätigt lediglich die tiefe Überzeugung: Alle sind gegen mich! Er fühlt sich zurückgewiesen und erkennt nicht seine eigenen Anteile, die zum Scheitern führten. Wenn er über seine Situation nachsinnt, sind seine Gedanken etwa folgende: »Immer bin ich der Dumme; immer passiert nur mir Unglück; andere haben es leichter; die Welt ist ungerecht; immer wenn ich mich wehre, geschieht nur noch Schlimmeres; ich bekomme nie recht; ich kann es nie jemandem recht machen; das Leben ist sinnlos; immer wenn ich ein gutes Gefühl habe, ist die nächste Katastrophe nicht weit ...«

Typisch für die Opferidentität ist die Überzeugung, dass das Leben grundsätzlich beschwerlich ist. Wenn man allerdings genauer hinsieht, so haben es sich die Betroffenen in ihrem Elend bequem gemacht. Sie müssen sich nicht ändern, weil sie ja vermeintlich unvermeidbar das Opfer sind. Andere werden für ihr Elend verantwortlich gemacht, so haben sie immer einen Schuldigen, der sie vom erfüllten Leben fernhält (Partner, Eltern, Vorgesetzte usw.), und eine Erklärung für ihr ständiges Pech. Diese Schuldzuweisung hängt damit zusammen, dass sich tief in ihrem

Innern eine Kränkung findet, die (meist unbewusst) nicht verziehen wurde. Es erscheint leichter, in der Opferidentität zu verharren, als Hilfe anzunehmen und einen Weg aus Selbstablehnung und Destruktion zu suchen.

Menschen mit einer Opferidentät können mit ihren Gefühlen schlecht umgehen. Bestimmte Gefühle sind blockiert, und häufig fällt es ihnen schwer, Ärger, Trauer, Angst oder Freude zum Ausdruck zu bringen. Ein innerlicher Groll nagt an ihnen, den sie aber nicht benennen können. Sie sind verletzlich, können sich aber nur schlecht wehren gegen Kränkungen. Die Wut, die sie empfinden, richten sie daher häufig gegen sich selbst. Wenn sie sich wehren, tun sie dies unangemessen und machen sich damit angreifbar, also zum Opfer. Menschen mit Opferidentität arbeiten mitunter hart, erreichen eventuell einiges, müssen ihre Erfolge jedoch unbewusst wieder zerstören und scheitern so letztlich.

Paarbeziehungen gestalten sich schwierig. Es wurde schon erwähnt, dass das Verhalten von Menschen mit einer Opferidentität andere Menschen dazu einlädt, sie zu missbrauchen oder auszunutzen, entsprechend suchen sie auch häufig Partner, die sie dominieren und für ihre Zwecke benutzen. Da sie unfähig sind, Entscheidungen zu treffen, delegieren sie diese an ihre Partner. Wegen ihrer Anfälligkeit für Schuldgefühle sind sie zudem leicht zu manipulieren und zu übervorteilen.

Für Menschen mit einer Opferidentität gibt es nur die Alternative Domination oder Unterwerfung. Im Umgang mit Schwächeren heißt dies, dass sie oft die Täterrolle einnehmen und selbst andere Menschen missbrauchen – und damit ihr eigenes tragisches Schicksal weitergeben.

Merkmale der Opferidentität finden wir, wie schon erwähnt, häufig bei Menschen, die in der Kindheit sexuellen Missbrauch erleben mussten oder emotional missbraucht wurden. Wir finden sie auch häufig bei Suchtkranken. Überhaupt kann man bei Sucht und sexuellem Missbrauch in vielen Bereichen große Ähnlichkeit feststellen. Eine deutliche Parallele ist die tiefe Wut, die im Innern der Persönlichkeit wie blockiert, wie festgefroren auf Entladung, auf Erlösung wartet. Da dieser Prozess, wie sich zeigen wird, sehr schmerzhaft und ängstigend ist, wird er häufig vermieden.

Frau L., eine suchtkranke Patientin mit langandauernder Missbrauchserfahrung während der Kindheit und in Beziehungen, in denen sie dem Partner hörig war, wurde eine Verlängerung der stationären Therapie angeboten, die sie kategorisch ablehnte. Bei der Auseinandersetzung mit dem Thema Therapieverlängerung wurde deutlich, dass es für Frau L. nur zwei Möglichkeiten – im Grunde zwei gegensätzliche Reaktionen auf denselben Konflikt – gab zu reagieren: nämlich mit Trotz: »Ich will die Verlängerung auf keinen Fall« oder mit Anpassung: »Wenn ich hierbleiben würde, würde ich nur wieder nachgeben.« Für alle logischen Argumente war sie nicht zugänglich. Der eigentliche Grund für ihre Ablehnung war ihre Angst, mit schmerzhaften Gefühlen in Kontakt zu kommen.

Menschen mit Opferidentität fällt es schwer, Hilfe anzunehmen. Sie meinen oft, alles alleine schaffen zu müssen. Besonders vor entscheidenden Schritten (die bei der Auseinandersetzung mit dem Märchen noch deutlich werden), welche die Opferidentität auflösen würden, schrecken sie zurück, weil sie bedrohlich und mit Schuldgefühlen verbunden sind.

Im Märchen von Allerleirauh kommt die Opferidentität in verschiedenen Bildern zum Ausdruck: im Mantel aus tausenderlei Fellen und dem rußgeschwärzten Gesicht, dem Leben unter der Treppe in einem Verschlag, dem Verrichten aller niedrigen Arbeiten und nicht zuletzt in ihrer Aussage, sie sei nur dazu da, dass man ihr die Stiefel um die Ohren schmeiße. Im Märchen ist allerdings – verborgen unter der Opferidentität – immer noch die wahre Identität, die Prinzessin mit den goldenen Haaren, das Kind der Liebe zu erkennen. Dies ist im wirklichen Leben meist anders. Betroffene haben sich mit ihrem Leid in einer Weise identifiziert, dass sie keine Ahnung von ihrer wahren Identität haben. Das erschwert den Heilungsprozess zusätzlich. Das Märchen kann hier in besonderer Weise helfen: Für Menschen, die einen Ausweg aus der Opferidentität suchen, ist es wichtig zu wissen, dass tief in ihrem Innern ihre eigentliche Persönlichkeit unversehrt geblieben ist. Sie existiert und will erlöst werden. Eine der stärksten Energien des Menschen ist sein Glaube. Der Glaube an das Negative verhindert jeden Versuch, sich aus der Opferidentität zu befreien. Die vielen halbherzigen Versuche der Betroffenen, die scheitern müssen, verfestigen den alten Glauben. Jetzt haben sie sich wieder einmal bewiesen, dass es für sie keine Rettung gibt.

Heilung ist nur möglich, wenn ein positives Bild seiner selbst in der Vorstellung des Betroffenen an Stärke gewinnt und auch erhalten bleibt. Mystiker und Weise aller Zeiten wussten und wissen, dass starke innere Bilder die Tendenz haben, sich in der Realität zu verwirklichen. Das Bild der Prinzessin im Märchen kann für die Seele ein Wegweiser sein. Dazu muss aber die Frage beantwortet werden, wie es gelingen kann, das positive innere Bild von der eigenen Schönheit und Unversehrtheit zu erzeugen und mit der notwendigen Stärke in der Realität Wirklichkeit werden zu lassen.

Erlösung findet in den Märchen erst nach einem längeren, nicht selten qualvollen Prozess statt. Das Märchen »Allerleirauh« tritt in eine entscheidende Phase, als Allerleirauh beschließt, am Fest, das der König veranstaltet, teilzunehmen. Zunächst sieht es so aus, als wolle sie die Erlösung gar nicht. Eine merkwürdige Zwiespältigkeit ist zu beobachten. Einerseits nimmt Allerleirauh viel auf sich: Sie beeilt sich sehr, den Ruß abzuwischen, das Kleid, so golden wie die Sonne, anzuziehen und für einen kurzen Tanz in den Festsaal zu eilen. Andererseits hat sie nichts Dringenderes zu tun, als am Ende des Tanzes ihr Ställchen aufzusuchen und in die alte Rolle zu schlüpfen.

Warum, möchte man fragen, zeigt sich die Prinzessin nicht einfach in ihrer wahren Identität? Kein Mensch würde daran zweifeln, dass sie eine Königstochter ist. Ihr wunderschönes Kleid, ihre Erscheinung, alles würde sie als Abkömmling eines Königshofes ausweisen. – Doch da ist etwas, das wie ein Fluch auf ihr lastet und eine dauerhafte Verbindung mit dem König unmöglich macht!

Wieder dürfen wir davon ausgehen, dass es ein inneres Geschehen ist, das sich in dem merkwürdigen Verhalten Allerleirauhs ausdrückt. Tatsächlich spiegelt sich in diesem Bild ein Teil des inneren Zustands von Patientinnen, die sexuellen Missbrauch erleben mussten, sehr genau. Häufig haben sie große Sehnsucht nach Kontakt, nach Partnerschaft und Zuneigung und signalisieren dies auch durch Kleidung und Verhalten, doch empfinden sie gleichzeitig panische Angst vor Sexualität, emotionaler Nähe und Körperkontakt. Durch diesen Zwiespalt werden engere Partnerbeziehungen massiv beeinträchtigt oder sogar unmöglich. Die Angst oder die Abscheu vor Sexualität, die Unfähigkeit, sie zu genießen, sind Folgen des erlebten Traumas. Die dramatischen Ereignisse wurden nicht verarbeitet, und daher brechen in entsprechenden Situationen Erinnerungen auf, einschließlich der erlebten Körperempfindungen, der Scham- und Ekelgefühle, der Angst und der Panik. Betroffene können intime Kontakte oft nur unter Alkoholeinfluss ertragen oder genießen. Frau E., eine missbrauchte, suchtkranke Patientin, schildert dies so:

Zur Intimität mit meinem Mann gehörte wie selbstverständlich Alkohol. Nachdem ich abstinent wurde, veränderten sich meine Gefühle. Wenn ich mit ihm schlafen wollte, hatte ich plötzlich die alten Bilder wieder vor Augen: Die Erinnerungen an sexuellen Missbrauch durch meinen Vater wurden in einer Weise lebendig, dass ich glaubte, alles noch einmal zu erleben. Ich war wie blockiert, voller Ekel und Entsetzen.

Eine andere Patientin berichtet während der Entwöhnungsbehandlung:

Die ganze Zeit sehne ich mich nach meinem Mann. Doch jetzt, wo er bald kommt, wird meine Angst immer stärker. Ich weiß, wie sehr er darunter leidet, wenn ich nicht mit ihm schlafen will. Früher habe ich mich immer betrinken müssen, um dies über mich ergehen lassen zu können. Ich will ihn nicht verlieren, und ich mache mir große Vorwürfe, wenn ich ihm nicht gerecht werde. Ich bin verzweifelt!

Die Zwiespältigkeit, die sich im Verhalten von Allerleirauh ausdrückt, ist eine Folge des Seelenmords, der das Eingehen vertrauensvoller gleichberechtigter Beziehungen zunächst unmöglich macht. Das Bild der Prinzessin, die immer wieder einen Versuch unternimmt, mit dem König Kontakt aufzunehmen, dazu letztlich jedoch nicht in der Lage ist, entspricht genau der Lebenswirklichkeit vieler Betroffener.

Alle Menschen, an denen Seelenmord stattfand, mussten Überlebensstrategien entwickeln. Die Flucht der Prinzessin im Tiermantel in den hohlen Baum und in die Rolle der Dienstmagd, die unter der Treppe lebt und zu nichts anderem nutze ist, als dass ihr »die Stiefeln um den Kopf geworfen werden«, haben wir als Bild des Leidensweges eines sexuell missbrauchten Mädchens beziehungsweise einer sexuell missbrauchten Frau verstanden. Aus tiefster Verzweiflung musste sie ihre eigene Persönlichkeit aufgeben und eine andere Identität annehmen – die Identität des Opfers. Dieser Vorgang ist tatsächlich eine Flucht, doch was bleibt einem Menschen übrig, als vor so viel erwachsener Übermacht und mitunter Brutalität zu fliehen?

Die jahrelang aufrechterhaltene Identität, die die Identität des Opfers ist, will sich nicht so leicht abstreifen lassen. Dies liegt nicht zuletzt daran, dass ein dermaßen verletzter Mensch damit in seinem Elend eine bestimmte Form von Sicherheit gefunden hat. Es ist allerdings eine Scheinsicherheit, die ihn letztlich weiterleiden lässt. Für Außenstehende und Unbeteiligte ist dies häufig nicht nachvollziehbar. Warum fügen sich Menschen selber Leid zu? Warum verletzen sie sich selbst? Warum tun sie Dinge, die sie ins Elend bringen müssen? – Folgen wir in unserer Deutung den Bildern des Märchens, lässt sich eine Antwort finden.

Der Heilungsprozess von Allerleirauh beginnt mit dem ersten Versuch, sich in ihrer wahren Identität zu zeigen. Endlich hat sie den Mut, ihre unterwürfige Rolle zu verlassen und in ihrer wahren Schönheit aufzutreten: Sie geht in ihren Verschlag unter der Treppe, wäscht sich geschwind die schwarze Farbe ab und legt das Kleid, so strahlend wie die Sonne, an. Als sie den Ballsaal betritt, treten alle zurück und glauben, es sei eine Prinzessin, die das Fest besuche. Und der König tanzt mit ihr! Ab diesem Zeitpunkt, so müsste man annehmen, hat sich das Problem gelöst. Der König ist von ihrer Erscheinung in einer Weise beeindruckt, dass es jetzt ein Happy End geben muss! »So schön haben meine Augen noch keine gesehen«, dachte er in seinem Herzen. – Was steht also dem Glück noch im Wege?

Offensichtlich ist es die innere Befindlichkeit von Allerleirauh, die zu diesem Zeitpunkt noch keine Partnerschaft erlaubt. Sie muss vor dem König fliehen, und dies geschieht in großer Angst. Es ist noch ein weiter Weg bis zu einer Heilung oder Erlösung, aber es ist etwas in Bewegung geraten, und damit ist unendlich viel gewonnen. »Wer nicht wagt, der nicht gewinnt«, dieses Sprichwort ist gerade für Allerleirauh lebensrettend, denn es ist geradezu tödlich für die echte Persönlichkeit, nichts zu wagen! Tatsächlich bleiben viele Menschen, die sexuellen Missbrauch erleben mussten, bildlich gesprochen unter der Treppe in einem Verschlag wohnen. Sie leben weiterhin in ihrer Opferidentität und sehen keinen Ausweg.

Fühlen wir uns in Allerleirauh ein, wird die enorme Zwiespältigkeit verständlich. Das Mädchen geht ein hohes Risiko ein, wenn sie als niedrigste Dienstmagd im prachtvollen Kleid mit dem König tanzt. Tatsächlich haben Menschen wie Allerleirauh immer Angst, nicht zu genügen; denn es könnte entdeckt werden, dass sie sich in Wirklichkeit klein, erniedrigt, zerbrochen fühlen – so wie Allerleirauh, die zu nichts gut ist, als dass ihr »die Stiefeln um den Kopf geworfen werden«.

Im Märchen wacht der Koch darüber, dass die Prinzessin in der Rolle der unterwürfigen, tierähnlichen Kreatur ihre Arbeit tut. Menschen, die sexuellen Missbrauch an sich selbst erleben mussten, haben solche innere Instanzen, die Teil ihres Ichs geworden sind und zunächst stärkeren Einfluss haben als ihre echte Persönlichkeit. Der Koch ist Teil der Opferidentität, und man darf ihn als Widersacher des Königs verstehen. Der Koch will, dass alle niedrigen Arbeiten verrichtet werden, der König will Allerleirauh in ihrer wahren Schönheit für sich gewinnen. Lange Zeit wird der Koch siegen, das heißt, es ist vor allem die Angst, die Allerleirauh immer wieder zurück in ihre Rolle zwingt.

Allerleirauh lässt den König mit seinem Begehren zurück. Sie tut dies nicht, um ihm zu schaden, sondern weil sie noch keine feste Beziehung einzugehen vermag. Manche missbrauchten Frauen wecken das Begehren der Männer ganz bewusst, ohne es zu befriedigen, und rächen sich damit an dem Täter, den sie in allen Männern erblicken. Sie vermögen noch keine reife Partnerschaft einzugehen, solange sie ihre Missbrauchserfahrung nicht in genügender Weise bearbeiten und integrieren konnten. Oft wird beobachtet, dass sie sich auffällig kleiden, zum Beispiel extrem kurze Röcke tragen, grelle Schminke verwenden, und damit den Eindruck erwecken, schnell die Bekanntschaft eines Partners machen zu wollen. Sie haben aber ein anderes Ziel. Frau M., die in der Bearbeitung ihrer Missbrauchserfahrung Fortschritte machte, schildert ihr früheres Verhalten:

Ich trug die kürzesten Miniröcke, die zu haben waren, stellte meine weiblichen Reize mit engen Pullis zur Schau. Mehrmals täglich wechselte ich die Kleidung. Einerseits war dies ein Protest gegen meine Eltern, die sich fürchterlich über mein Verhalten aufregten, und andererseits ein Mittel, Männer auf mich aufmerksam zu machen, um sie dann, wenn sie Feuer gefangen hatten, zu kränken und zu erniedrigen. Heute weiß ich, dass ich auf diese Weise Rache nahm für alles, was mein Vater mir angetan hatte.

Frau M. hatte die Hintergründe ihres Fehlverhaltens verstanden und begonnen, sich selbst Rechenschaft zu geben, wie viele Männer sie mit ihrem Verhalten verletzt hatte. Sie hatte auch ihr aufreizendes Verhalten sowie die auffällige Kleidung korrigiert. Zunächst geriet sie in große gefühlsmäßige Unsicherheit, da sie sich jetzt im Kontakt mit Männern ständig fragte, ob sie nicht schon wieder, auch in völlig harmlosen Gesprächen, unbewusst ihren alten Rachegelüsten folgte. Dies führte sie in ständige Selbstzweifel. Sie ertappte sich zum Beispiel dabei, zu Männern abweisend, schroff und unfreundlich zu sein. Nicht selten vermied sie nun den Kontakt zu Männern grundsätzlich. Positiv war, dass sie ihre Selbstunsicherheit in der Therapiegruppe bearbeiten konnte.

In der Fallschilderung ist zu erkennen, dass die Verunsicherung tief ist und zunächst in die Irre führen muss. Frau M. kann ihrer Wahrnehmung nicht trauen, sie bedarf hierfür der Orientierung und Unterstützung. Der Versuch, alleine mit der Missbrauchserfahrung fertig werden zu wollen, ist nur zu oft zum Scheitern verurteilt. Gegen Ende der Märchendeutung werden wir uns über die Voraussetzungen, die erforderlich sind, damit Frau M. Männer nicht mehr missbrauchen muss, um ihre Rache auszuagieren, genauer im Klaren sein.

Folgen wir den Prinzipien seelischer Gesetze, so geht die Energie einer so tiefen Kränkung, wie sie sexueller Missbrauch immer darstellt, nicht verloren. Im Falle von Frau M. richtete sich diese Energie auf andere Männer, die stellvertretend für den Vater bestraft wurden. Sie waren zwar Unbeteiligte, dennoch erreichte die Patientin es, sich über sie zumindest kurzfristig Erleichterung zu verschaffen. Die erlittene Kränkung ist damit natürlich nicht aufzuheben, und so ist es nicht verwunderlich, dass dieser Weg, sich über die Kränkung anderer Erleichterung zu verschaffen, immer wieder gewählt werden muss. Tief in ihrem Innern wusste die Patientin schon immer, dass sie Männer missbrauchte, um ihre Wut an ihnen abzureagieren. In der Therapie beschrieb sie ihr Verhalten als eine Sucht, einen Zwang, sich immer wieder entsprechend zu verhalten. Es ist verständlich, dass sich durch das Verhalten der Patientin ihre ursprünglichen Schuldgefühle weiter verstärkten und sie sich immer verwerflicher, schmutziger und minderwertiger empfand. Schließlich ging sie verschiedene engere Bindungen mit gewalttätigen Männern ein. Damit erreichte sie, dass sich die Aggression wieder gegen sie selbst wandte.

Viele, fast alle Prostituierten haben während ihrer Kindheit sexuelle Missbrauchserfahrungen machen müssen. Oft ist Prostitution als Versuch zu verstehen, Macht über den Mann zu gewinnen. Jetzt ist es das ehemalige Opfer, das den Preis bestimmt, Männer im Grunde tief verachtet und ihre sexuelle Gier dazu benutzt, sie nach Belieben zu manipulieren. Doch der Preis für diese Form der Rache – die persönliche Verelendung – ist hoch. Den engen Zusammenhang zwischen Prostitution und sexuellem Missbrauch zeigt der Psychoanalytiker Mathias Hirsch, der sich mit dem Inzestthema befasste. Er beschreibt einen Fall, in dessen Verlauf einer Prostituierten der Zusammenhang zwischen ihrem sexuellen Missbrauch und der Prostitution erklärt wurde; sie war daraufhin nicht mehr fähig, diesem Gewerbe nachzugehen. 

Der Heilungsprozess beginnt, folgen wir den Bildern des Märchens, mit Irrtümern. Wenn die Versuche auch zunächst scheitern, müssen sie doch als vitale Antriebe verstanden werden, als innere Energie, die zur Veränderung drängt. Sexuell missbrauchte Menschen leiden, wie bereits erwähnt, unter quälenden Symptomen, die letztlich ausdrücken, dass tief im Innern eine Kränkung, ein Trauma auf Heilung, auf Erlösung wartet. Diese Energie, die bisher nur destruktiv benutzt wurde, gilt es positiv für die Heilung einzusetzen. Besonders deutlich wird dies an den drei Symbolen – dem goldenen Ring, dem goldenen Spinnrad und dem goldenen Haspelchen –, die Allerleirauh mit auf die Flucht nimmt. Sie verdienen eine genaue Betrachtung, denn sie sind für den Genesungsprozess von entscheidender Bedeutung.

## *Der goldene Ring, das goldene Spinnrad und das goldene Haspelchen oder: Die Heilung*

Der Ehering versinnbildlicht die Zusammengehörigkeit der Partner. Der *goldene Ring*, den Allerleirauh aus dem Elternhaus mitgenommen und gut versteckt aufbewahrt hat, weist darauf hin, dass tief in ihrem Inneren die Fähigkeit angelegt ist, eine feste Beziehung einzugehen. Diese Anlage kann aber zunächst nicht in einer realen Beziehung gelebt werden. Im Märchen kommt dies darin zum Ausdruck, dass Allerleirauh vor dem König immer wieder fliehen und ihren Rauhtierchenpelz anziehen muss.

Damit ein Mensch eine Partnerbeziehung leben kann, muss er vor allem unabhängig, erwachsen und selbstbestimmt geworden sein. Menschen, die ihre traumatischen Erfahrungen aus der Kindheit später nicht lösen konnten, werden die Probleme, die sie mit den Eltern und mit sich selbst haben, mit hineinnehmen in die Partnerschaft. Denn auch die Wahl des Partners ist dem Wiederholungszwang, diesem unerbittlichen seelischen Gesetz, unterworfen. So werden sie genau den Partner wählen, mit dem sie das Problem, das sie mit einem Elternteil nicht zu lösen vermochten, wiederholen müssen – natürlich mit der unbewussten Herausforderung, es zu lösen und damit endlich die innere Harmonie herzustellen. Das Problem bleibt aber gerade deshalb ungelöst, weil der Partner in entscheidender Weise die gleichen Störungen aufweist wie der Elternteil. So tragen beide Partner unbewusst dazu bei, ihre Dramen zu wiederholen. Was kann aber getan werden, um diesen Teufelskreis zu durchbrechen?

Der *Ring* steht auch für Einheit und Ganzheit. Die zerrissene Persönlichkeit von Allerleirauh bedarf dringend der Heilung, es bedarf der Wiederherstellung ihrer wahren Identität, ihrer seelischen Schönheit, ihrer Unschuld. Der goldene Ring gibt zudem die Richtung an: die Heirat mit dem König. Dies jedoch dürfen wir nicht konkret verstehen, das Märchen spricht in Bildern. Die Heirat mit dem König muss zuerst im Innern des Menschen stattfinden, dessen Beziehungsfähigkeit durch einen Missbrauch tief verletzt worden ist; er muss sich mit seinen eigenen männlichen Fähigkeiten verbinden. An dieser Stelle sei erst angedeutet, was das heißt: die Entwicklung eines guten Selbstwertgefühls sowie innerer Zufriedenheit, kurz, die Sicherheit einer in sich ruhenden erwachsenen Persönlichkeit. Damit ist auch die Liebesfähigkeit gewonnen. Dies ist aber nur zu erreichen, wenn ein Mensch seine inneren Schwierigkeiten erkennt und Lösungen findet.

Das *Spinnrad* findet sich in vielen Märchen, zum Beispiel im »Schneewittchen« oder im »Rumpelstilzchen«. Das ist nicht erstaunlich, denn es war eines der wichtigsten Arbeitsgeräte der bäuerlichen Gesellschaft. Besonders Frauen verbrachten viele Stunden damit, aus Schafwolle oder sonstigen Fasern einen möglichst gleichmäßigen Faden zu spinnen. Viel Geduld war erforderlich, um genügend Garn zu spinnen, damit daraus ein Kleidungsstück hergestellt werden konnte.

Betrachten wir diesen Prozess genauer: Aus einem wirren Haufen eines Rohmaterials wird auf dem Spinnrad ein fester, zusammenhängender Faden gesponnen, der dann auf einer *Haspel* aufgewickelt und säuberlich geordnet wird. Erst jetzt kann der Faden verwendet werden. Das Märchen drückt hier in seiner Bildersprache einen Prozess aus: Die Innenwelt und das Leben von Menschen wie Allerleirauh sind sehr verworren, ungeordnet und chaotisch, so dass es zur Heilung notwendig ist, daraus einen stabilen Faden zu spinnen, der das Chaos zu ordnen und daraus herauszuführen vermag. Nicht nur die *Beziehungsfähigkeit* (den goldenen Ring), sondern auch die *Fähigkeit, das Chaos zu ordnen* (ihr goldenes Spinnrad) und *einen roten Faden herzustellen, der aus dem inneren Drama herausführt* (das goldene Haspelchen), hat Allerleirauh aus ihrem Elternhaus gerettet und versteckt aufbewahrt. Dass die drei Symbole aus Gold sind, weist auf ihren großen Wert und auf ihre Unzerstörbarkeit hin. Mit anderen Worten: Tief in der Seele der Missbrauchsopfer sind diese Fähigkeiten vorhanden, verborgen nicht nur vor den anderen Menschen, sondern auch vor den Betroffenen selber. Da Märchen tief aus der Seele kommen und psychische Prozesse exakt beschreiben und wiedergeben, darf von einer Autorität der Märchen gesprochen werden. Sie sind demzufolge auch in der Beschreibung des Weges zur Erlösung und Heilung unbedingt ernst zu nehmen. Hier geht es darum, die Symbole »Ring«, »Spinnrad« und »Haspelchen« zu verstehen und zu begreifen, dass tief im Innern alles Wesentliche vorhanden ist und es deshalb möglich wird, »das Dasein in einem Verschlag unter der Treppe« nun mutig aufzugeben.

Sexuell missbrauchte Menschen inszenieren ihre unbewältigten Probleme in allen engeren Beziehungen, wobei meist der Zusammenhang zwischen Ursache und Wirkung nicht erkannt wird. Die Symptome sind für Betroffene und Außenstehende meist völlig unerklärlich: Warum verletzt sich jemand immer wieder selbst, entwickelt eine Opferidentität, kann keine Selbstliebe empfinden usw.? Vielfach können sich Betroffene zunächst nicht vorstellen, dass all die quälenden Störungen, Symptome und Beziehungsprobleme Folge des sexuellen Missbrauchs sind.

Ein wesentliches Symptom und meist das Hauptproblem der Menschen, die Missbrauchserfahrungen machen mussten, ist, dass sie sich immer wieder als schuldig, schmutzig und verwerflich ansehen. So ist der Faden, der zu spinnen ist, gerade an dieser Stelle aufzunehmen. Der erste Schritt ist »Aufklärung«. Dabei ist die Frage entscheidend, ob der sexuelle Missbrauch bewusst ist, das heißt erinnert werden kann, oder ob er verdrängt ist und keine Erinnerung daran besteht.

*Die Bedeutung der Missbrauchserfahrung erkennen*

Bei Frau E. war die Missbrauchserfahrung verdrängt. Während des holotropen Atmens erlebte sie die Situation erneut, mit aller Panik, mit allem Schmerz und mit einem Gefühl unendlicher Verlassenheit:

Beim holotropen Atmen hat Frau E. starke Schmerzen im Unterleib. Sie beginnt zu schreien und wild um sich zu schlagen. Schließlich wird sie ruhiger, und ihr lautes Weinen wird zu einem Wimmern und Schluchzen. Bei der anschließenden Nachbesprechung ist sie kaum in der Lage, sich zu äußern. Während des Atemvorgangs erlebte sie die brutale Vergewaltigung wieder, die sie als Sechsjährige durch ihren Vater erleben musste. Wenig später verließ der Vater damals die Familie und meldete sich nie wieder bei der Patientin.

Aufklärung kann erst beginnen, wenn das Missbrauchserlebnis bewusst ist. Mitunter haben Betroffene Erinnerungen, denen sie aber nicht trauen wollen. Immer wieder fragen sie sich, ob die Ereignisse tatsächlich stattgefunden haben. Der Hintergrund ist, wie schon beschrieben, dass sie mit ihren Verletzungen alleine blieben und bisher bei Menschen, denen sie sich anvertrauten, kein Verständnis fanden. Dazu gehörten nicht selten professionelle Helfer wie Ärzte, Sozialarbeiter, Therapeuten, aber auch Polizei und Gerichte, die nicht an den sexuellen Missbrauch glauben wollten, ihn herunterspielten oder sich selbst diesem Problem gegenüber hilflos fühlten und daher entsprechend reagierten.

Für Betroffene ist es sehr schmerzhaft, ihre Erfahrungen und Erinnerungen während der Therapie mitzuteilen. Die alten Ängste: »Wird man mir glauben?« oder Schamgefühle: »Was werden meine Mitpatienten von mir denken?«, werden wieder aktuell.

Immer wieder begegne ich Patientinnen beziehungsweise Patienten, die bereits mehrere Therapien absolvierten, ohne jemals über ihre Missbrauchserfahrungen berichtet zu haben. Nachdem ich in einer größeren Gruppe suchtkranker Patientinnen und Patienten das Märchen Allerleirauh besprochen hatte, wartete beispielsweise eine fünfundsechzigjährige Seniorin einen Zeitpunkt ab, an dem sie mich unbeobachtet sprechen konnte: »Ich möchte morgen in der Therapiegruppe zum ersten Mal den Missbrauch ansprechen, den mein Vater an mir beging und der mich mein ganzes Leben über schwer belastet hat. Was meinen Sie, werden meine Mitpatienten mir glauben?« Der Mut der Patientin, die Missbrauchserfahrung zum ersten Mal in ihrem Leben zum Thema zu machen, bedeutete die Wende in der Behandlung. Bis dahin reagierte sie aggressiv, trotzig, abweisend und machte keinerlei Fortschritte, so dass bereits an eine Beendigung der Therapie gedacht wurde.

In Gruppen, die speziell für Patientinnen und Patienten mit sexuellen Missbrauchserfahrungen eingerichtet wurden, fällt es den Betroffenen erfahrungsgemäß leichter, sich zu öffnen. Sind sie unter sich, fördern sie sich gegenseitig, ihrer Wahrnehmung zu trauen und die Wahrheit nicht länger zu verschweigen. Allein schon die Tatsache, dass Betroffene über ihre Erlebnisse sprechen können, erleichtert und ermutigt.

Der Faden, den es zu spinnen gilt, fängt demnach mit der Aufklärung des Missbrauchsgeschehens an.

Betrachten wir den Leidensprozess und die massiven Folgen des Missbrauchsgeschehens für viele Betroffene, dann wird verständlich, dass allein das Mitteilen des Ereignisses zwar ein erster Schritt, aber längst noch nicht die Lösung aller Probleme ist. Viele Betroffene, auch in Selbsthilfegruppen, unterliegen diesem Irrtum. Die eigentliche Arbeit kann vielmehr erst jetzt beginnen.

Bei Menschen, die so leben mussten wie Allerleirauh, haben sich Verhaltensweisen eingestellt, die sie nicht einfach abstellen können. Jahrelang haben sie in bestimmten Mustern gedacht, die in Fleisch und Blut übergingen. Schuldgefühle, ständige Selbstabwertung sowie die Unfähigkeit, sich abzugrenzen, sind Bestandteile der Persönlichkeit geworden, die wir als Opferidentität bezeichneten. Folgen wir den Bildern des Märchens, dann wird deutlich, dass es nicht um eine geringe Korrektur der Persönlichkeit geht, sondern um eine radikale Kehrtwende. Aus dem Menschen, der in einem Verschlag unter der Treppe lebt, dessen Leben aus Unterwerfung, Selbstverachtung und Selbstverleugnung besteht, soll jemand werden, der sich vollständig aus dieser Rolle löst und zu seiner eigentlichen Gestalt findet, zu seiner eigentlichen Schönheit, so wie er von Anfang an gemeint war. Nehmen wir das Märchen ernst, dann wird hier behauptet, dass es um alles, um eine wirkliche Erlösung gehen wird.

Im Märchen ist diese Szene am Königshof nur kurz geschildert, in der Realität muss von einem längeren Prozess ausgegangen werden. Auch wenn Betroffene – oft im Rahmen einer Therapie – wesentliche Veränderungen erreichen konnten, insofern sie liebesfähig wurden und in befriedigenden Partnerschaften leben, bleibt die Bearbeitung der erlittenen Kränkung eine lebenslange Aufgabe. Immer wieder werden sich Reste der alten Opferidentität melden und zur Überwindung derselben aufrufen.

Nach dem Mitteilen der Missbrauchserfahrung muss eine Bestandsaufnahme die verheerenden Folgen des Missbrauchs offenlegen:

- → Wie wurde die Missbrauchserfahrung im Leben reinszeniert (wiederholt)?
- → Wie wird die Opferidentität gelebt?
- → Existiert eine Essstörung, Alkoholismus, Medikamentenabhängigkeit?
- → Gibt es selbstverletzendes Verhalten?
- → Wie wurden Partnerschaften gestaltet und Sexualität erlebt?
- → Wie ist das Selbstwertgefühl?
- → Sind sonstige Störungen vorhanden, die möglicherweise mit dem sexuellen Missbrauch zusammenhängen?

Nach der Bestandsaufnahme muss geklärt werden, welche Verhaltensstörungen für die Betroffenen besonders belastend sind und daher zuerst bearbeitet werden müssen. Selbstverständlich werden hier Suizidabsichten, selbstverletzendes Verhalten und/oder Suchtkrankheiten im Vordergrund stehen. Da sich diese Symptome in aller Regel nicht ohne professionelle Hilfe auflösen, bedürfen sie meist einer stationären Behandlung, damit der Teufelskreis beispielsweise einer Suchtkrankheit durchbrochen werden kann.

Die Folgen des sexuellen Missbrauchs und deren Bedeutung zu erkennen ist keine Aufgabe, die ein für alle Mal gelöst wird. Die Bestandsaufnahme ist vielmehr ein Prozess, der sich durch die ganze Therapie zieht. Nur selten können Betroffene die Zusammenhänge zwischen ihren Symptomen und dem schon lange zurückliegenden Missbrauch gleich erkennen. Es bereitet ihnen meist große Mühe zuzulassen, dass ihr Leidensweg mit der Missbrauchserfahrung begann. Sie machen zunächst nicht den Täter, sondern ein eigenes Fehlverhalten für ihre Probleme verantwortlich und weigern sich, ihre Schuldgefühle abzubauen.

Da entscheidende Gefühle – Wut, Zorn und Hass – blockiert wurden, können Betroffene ihre Aggressionen nicht auf den Täter richten, sondern müssen die Schuld bei sich suchen. Wie dieser Gefühlsbereich bearbeitet werden kann, zeigt das Märchen in der ihm eigenen Sprache.

### *Das männliche Prinzip entwickeln*

Die für die Erlösung entscheidende Begegnung findet am Ende des Märchens zwischen Allerleirauh und dem König statt. Der König hat ihre Täuschung durchschaut und lässt es nicht mehr zu, dass sie ihre wahre Identität verleugnet. Mit sanfter Gewalt hindert er sie daran zu fliehen. Es entsteht der Eindruck, dass eine außenstehende Person Allerleirauh »zwingt«, ihre wahre Identität zu leben: Der König hält sie fest und zieht ihr den Pelz ab, so dass sie ihre wahre Persönlichkeit nicht länger verbergen kann. Häufig werden Märchen in der Weise missverstanden, dass die Lösung nur von außen kommen könne, dass nur ein Partner aus den Lebensschwierigkeiten zu befreien vermag. Sie sind in ein falsches Licht geraten, weil ihre *märchenhafte* Lösung konkret genommen wurde. Es ist ja gerade typisch für Menschen mit einer Opferidentität, passiv darauf zu warten, dass ihnen geholfen wird, und das ist nie eine Lösung gewesen.

Um zu verstehen, was mit der Handlung des Königs wirklich gemeint ist, müssen wir wieder die Bildersprache des Märchens übersetzen. Der König ist eine Seite *in* Allerleirauh, ein Teil *ihrer* Persönlichkeit. Er repräsentiert das, was Allerleirauh in sich selbst zu entwickeln hat. Die Vermählung symbolisiert die Vereinigung der weiblichen und der männlichen Elemente. Der König repräsentiert das männliche Prinzip, das in jeder Frau angelegt ist, wie in jedem Mann weibliche Persönlichkeitsanteile vorhanden sind. Denken wir an das uralte chinesische Yin-Yang-Symbol, das den harmonischen Ausgleich männlicher und weiblicher Persönlichkeitsmerkmale symbolisiert; beide enthalten den anderen Anteil als einen Keim in sich:

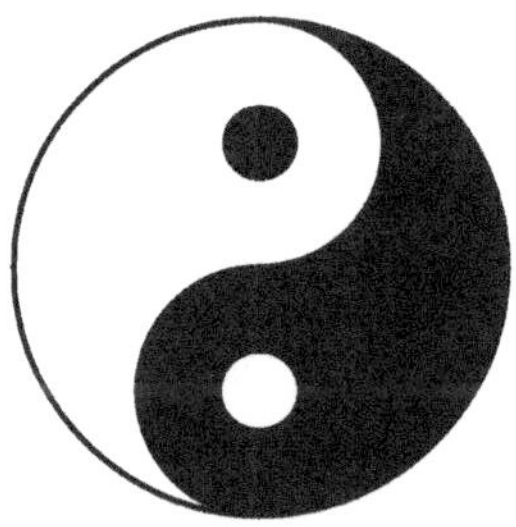

Männer, die einseitig männliche Verhaltensmerkmale favorisieren, werden als »Machos« erlebt und werden unreif bleiben, solange ihnen die weibliche Fähigkeit zur tiefen Bindung und Hingabefähigkeit an die Partnerin abgeht. Frauen, die nur weibliche Verhaltensmerkmale entwickelten, fehlt die Fähigkeit zur Eigenständigkeit und Autonomie. Nur die relativ ausgeglichene Vereinigung von männlichen und weiblichen Anteilen führt zu einer reifen und autonomen Persönlichkeit.

Das männliche Prinzip ist bei Frauen und Männern, die sexuellen Missbrauch erleben mussten, oft völlig verkümmert. Ihre Persönlichkeit wurde gebrochen, ihre Widerstände zerschlagen, ihre Fähigkeit, sich zu wehren, brutal zerstört, alle Wut und jeden Zorn richten sie immer nur gegen sich selbst. Auf diese Weise konnte es ihnen nicht gelingen, männlich aktive Verhaltensweisen zu entwickeln, das heißt, sich zu wehren, wütend und zornig zu werden, wirklich für ihre Bedürfnisse einzutreten, ihr Leben autonom und planvoll in die Hand zu nehmen. Gerade die Unfähigkeit, Wut und

Zorn über die erlittene Kränkung nach außen zu richten, ist die Ursache für die Opferidentität. Der Heilungsprozess wird demnach maßgeblich davon bestimmt sein, inwieweit es gelingt, dieses männliche Prinzip zu entwickeln. Die Vereinigung zwischen Allerleirauh und dem König versinnbildlicht, dass es gelungen ist, die positiven männlichen Verhaltensweisen zu entwickeln, die durch den sexuellen Missbrauch unterdrückt und unterentwickelt bleiben mussten, und dass sie harmonisch mit der weiblichen Persönlichkeit verbunden sind.

Die Persönlichkeit lässt sich mit einem Gefäß vergleichen, das seinen Inhalt fest und sicher in sich birgt. Bei Menschen, die sexuellen Missbrauch erleben mussten, ist dieses Gefäß brüchig oder zu dünn und zu elastisch, um seine spezifische Form zu bewahren. Die Entwicklung von *Ichgrenzen* ist daher eine wesentliche therapeutische Aufgabe.

Ein entscheidender Schritt ist getan, wenn verstanden wurde, dass es um die Entwicklung des »inneren Königs« geht. Dieser innere König steht dafür, dass das Gefäß der Persönlichkeit den notwendigen Halt gewinnt. Er sichert die Grenzen des Reiches, er ordnet es und bestimmt die Regeln, nach denen zu verfahren ist; weiterhin hat er eine Vision über die Zukunft seines Reiches. Mit der Entwicklung des »inneren Königs« wird aus einer abhängigen und zerrissenen Persönlichkeit ein selbstbestimmtes und selbstbewusstes Individuum mit einer sicheren Identität.

Häufig fallen Menschen, die so lange abhängig und aggressionsgehemmt gelebt haben, bei der Entwicklung ihrer männlichen Seite ins andere Extrem: Sie wirken aggressiv und rebellisch. Aus therapeutischer Sicht ist es durchaus sinnvoll, wenn es vorübergehend zu einer Überbetonung des Königs – der männlichen Verhaltensmerkmale – kommt. Menschen wie Allerleirauh müssen lernen, Nein zu sagen, besonders auch im Bereich der Sexualität. König im eigenen Reich zu werden bedeutet unter anderem, die wahren Bedürfnisse zu entdecken und ein Gefühl dafür zu entwickeln, was wirklich der eigene Wille ist. Das müssen Menschen, die damit keine Erfahrung haben, austesten wie Kinder, die sich von ihren Eltern abzugrenzen lernen.

Es wurde schon erwähnt, dass ein Gefühlsbereich, der dem männlichen Prinzip zugeordnet werden kann, bei Menschen wie Allerleirauh besonders geschädigt ist: Durch die traumatischen

Erlebnisse wurde die Fähigkeit, Wut- und Hassgefühle auszudrücken, blockiert. Es ist eine wichtige Aufgabe in der Therapie, den Ausdruck solcher Gefühle zu ermöglichen.

Eine Patientin idealisierte am Anfang ihrer Therapie ihren Vater und glaubte in völliger Verkennung der Situation, dass er der einzige Mensch sei, von dem sie jemals wirkliche Liebe erfahren habe. Ihren Hass richtete sie auf die Mutter, die sich immer um sie gekümmert hatte. Nachdem ihr in der Therapie die Zusammenhänge zwischen ihren Lebensproblemen und dem Missbrauch durch ihren Vater deutlich geworden waren, verfasste sie folgenden Brief:

(ohne Anrede)

Ich wollte Dir mal schreiben, warum ich mich nicht mehr melde.

Und ich lege Dir einige der Briefe bei, die ich in der Klinik schrieb und gar nicht abschicken sollte. Sie dienten lediglich dazu, sich den Frust von der Seele zu schreiben und eine Sache transparent zu machen, die mich jahrelang belastete. Ich finde, was ich geschrieben habe, trifft den Kern der Sache. Und ich finde, Du kannst ruhig wissen, wie besch… ich mich Deinetwegen teilweise gefühlt habe. Warum sollte ich Dich eigentlich schonen? Vielleicht wirst Du darüber traurig oder wütend oder sonstwas sein, aber das ist ja jetzt egal! Dich hat ja auch nicht interessiert, ob ich traurig oder unglücklich war. Ich nehme jetzt auch keine Rücksicht mehr. Mein Leben war so gut wie kaputt, und nun, da ich viele der Gründe kenne, werde ich alles daran setzen, um gesund zu werden.

Die Tragweite dessen, was Du meiner Seele angetan hast, wirst Du nicht erfassen können. Die Tatsache, dass ich zur Alkoholikerin geworden bin, meine Beziehungsunfähigkeit, mein Männerhass, meine sexuellen Schwierigkeiten und nicht zuletzt meine wahnsinnigen Depressionen und vor allem Schuldgefühle sprechen Bände. Und auch wenn ich nicht sagen will, dass Du an allem schuld bist, so hast Du doch einen außerordentlich großen Anteil an meinen Problemen und Schwierigkeiten.

Du hast bei mir Grenzen überschritten, die sich für einen Vater nicht gehören.

Du hast mich nicht als eigenständige Persönlichkeit behandelt, bist in meine Intimsphäre eingedrungen, und sage jetzt nicht, dass das nicht wahr ist! Es ist wahr!!!!! Du hast mich schlichtweg missbraucht. Das muss man einfach mal klar sehen. Für dich waren es vielleicht ein paar unbedeutende Fummeleien, für mich bedeutete es viel mehr.

Ich wollte es nicht, konnte mich aber nicht wehren, weil ich es nicht gelernt hatte, Grenzen zu setzen. Ich wollte Deine Nähe und Zärtlichkeit, hatte aber gleichzeitig Angst davor, dass Du mir zu nahe trittst. Ich wollte am Busen nicht berührt werden!!! Schon gar nicht von meinem Vater: Und die ganzen anderen Dinge wollte ich auch nicht. Aber ich hätte gerne gehabt, dass Du Dich um mich kümmerst, dass Du Dir mal Gedanken gemacht hättest, wie Du mir helfen könntest und und und ... Ich könnte stundenlang so weiterschreiben, was Du alles nicht getan hast und was ich vermisst habe.

Ich habe mich damit monatelang in der Klinik befasst, denn es muss Gründe dafür geben, dass ich derart verkorkst bin.

Wie viel ich in den letzten Wochen und Monaten über Dich nachgedacht und geheult habe, kann ich Dir kaum sagen.

Mir tut es nur so wahnsinnig leid, was aus mir geworden ist, weil ich damit meinem Bruder und vor allem Mutti immer so weh getan habe. Obwohl sie mir zur Seite gestanden hat und nicht Du, habe ich Dich trotzdem mehr geliebt und sie teilweise gehasst. An ihr habe ich eine Menge wiedergutzumachen, und jetzt verstehen wir uns endlich. Wir reden miteinander und arbeiten beide in der Therapie, das ist einfach toll! Denn alleine ist alles so schwer zu schaffen, und ich habe noch eine Menge Dinge zu verarbeiten und zu überwinden.

Was ich mit diesem Brief eigentlich nur sagen will, ist Folgendes:

Ich bin Alkoholikerin geworden, aber ich tue etwas dagegen. Ich verstecke mich nicht mehr, sondern ich stehe zu meiner Krankheit.

Ich sage meine Meinung und rede über meine Probleme mit Menschen, die mich verstehen. Und glaube ja nicht, dass ich noch die Klappe halte, was Dich betrifft. Ich habe viel zu lange geschwiegen und geschluckt (im wahrsten Sinne des Wortes).

Alle wissen Bescheid, und wenn mich jemand fragt, was mit mir los ist, werde ich auch alles erzählen. Du kannst Dir schon mal was ausdenken, wenn ich wieder nach B. komme. Was Du mit dem Brief machst, ist mir sch...egal. Ich weiß nur eines: Ich will nicht mehr trinken. Und dazu gehört, das Kapitel mit Dir zu verarbeiten.

Ob ich Dir jemals verzeihen kann, weiß ich nicht.

Im Moment hast Du jedenfalls keine Tochter mehr.

Erstmals traute sich die Patientin, sich zu wehren, dem Vater entgegenzutreten und ihre Wut und ihren Zorn zum Ausdruck zu bringen. Die Unfähigkeit, sich zu wehren, hatte sie zum Spielball verschiedener extrem gewalttätiger Partner gemacht. Sie suchte das männliche Prinzip im Partner und nicht in sich selbst. Daher übten gewalttätige Männer eine eigenartige Faszination auf sie aus, der sie sich immer wieder hilflos gegenübersah. Schließlich wurde sie suchtkrank und kam nach mehreren Suizidversuchen in die Klinik.

Wie aus dem bisher Beschriebenen deutlich wurde, sind es besonders Wut und Zorn, die jemand, der ein Trauma wie sexuellen Missbrauch erleben musste, nicht äußern kann. Viele Betroffene haben kaum Zugang zu diesen tiefen Wut- und Hassgefühlen, das heißt, sie können diese Gefühle oft nicht einmal in ihrer vollen Intensität wahrnehmen. Die Erfahrungen waren zu schmerzlich, überwältigend und angstbesetzt, so dass sie nicht erinnert werden wollen. Die Auflösung der Blockade ist immer mit der Überwindung von Angst verbunden. Obwohl der Täter eventuell schon tot ist oder alt und schwach und auch sonst schon lange keine reale Gefährdung mehr von ihm ausgehen kann, sind Missbrauchsopfer immer noch von Angst beherrscht und weichen einer Auseinandersetzung mit dem Geschehenen auch im geschützten therapeutischen Rahmen aus. Vorsichtig, wie dies auch der König im Märchen tut, müssen Menschen wie Allerleirauh zum »Stehenbleiben« animiert und dabei unterstützt werden.

### *Die (indirekte) Konfrontation*

Die Konfrontation (eventuell eine indirekte Konfrontation) mit dem Täter ist für den Heilungsprozess unerlässlich. Wut und Zorn über die erlittene Kränkung wollen zum Ausdruck gebracht werden. Die Opferidentität ist nur aufzulösen, wenn es zum Ausleben der blockierten Wut kommt. Eine Therapie sollte hierfür Möglichkeiten bereitstellen. Betroffene mussten sich mit dem Täter identifizieren, und somit wurde ihnen eine bestimmte Sichtweise aufgezwungen. Viele behaupten daher, keine aggressiven Gefühle gegenüber dem Täter zu spüren.

In einem ersten Schritt ist es für diese Menschen sinnvoll, *sich vorzustellen*, dass das ihnen zugefügte Leid einem anderen zugefügt wurde. So stellte sich eine zweiundfünfzigjährige Frau vor, dass ihre sechsjährige Enkelin vom Vater missbraucht würde. Allein schon der Gedanke brachte sie in heftigen Zorn, und sie glaubte, in einem solchen Fall würde sie diesen »Kerl« eigenhändig umbringen. So wurde ihr bewusst, wie wenig sie in der Lage war, diesen Gefühlen für sich selbst Raum zu geben. Des Weiteren wurde ihr klar, wie sehr sie sich selbst entwertete, wenn sie behauptete, es sei nicht so tragisch, dass genau das – »sexueller Missbrauch durch den Vater mit sechs Jahren« – geschehen war. Sie wurde aufgefordert, sich auf die Suche nach ihren Zorn-, Wut- und Hassgefühlen zu machen. Besonders die anderen Frauen in der Indikationsgruppe machten ihr Mut, die Dinge so zu sehen, wie sie stattgefunden hatten.

Als therapeutische Hausaufgabe sollte sie einen Brief an ihren Vater schreiben und sich dabei vorstellen, dass nicht sie selbst es war, die das Opfer des Missbrauchs wurde. Um völlig frei in der Wahl ihrer Formulierungen zu sein, sollte sie diesen Brief zunächst nicht abschicken.

Das *Schreiben von Briefen*, die vorläufig nicht abgeschickt werden, soll der Verfasserin oder dem Verfasser Gelegenheit geben, bisher verdrängte und blockierte Gefühle zu erschließen und zu ordnen. Dies geschieht in mehreren Schritten. Nachdem der erste Brief geschrieben wurde, sollen weitere folgen.

Eine weitere effektive Möglichkeit, sich den blockierten Wut- und Hassgefühlen anzunähern, ist die Inszenierung der Auseinandersetzung mit dem Täter in einem *Rollenspiel*.

Frau J. arbeitete mit einem leeren Stuhl, der ihr gegenüberstand. Auf dem Stuhl stellte sie sich ihren Vater vor. Zunächst wollte kein Ton über ihre Lippen kommen; wenig später weinte sie leise und wurde vom Therapeuten gefragt, ob in den Tränen auch Wut verborgen sei. Frau J. stutzte und bejahte die Frage. Ihr wurde daraufhin angeboten, dem Vater zu sagen, dass sie wütend auf ihn sei. Zunächst war ihre Stimme leise und ängstlich. Auf die Aufforderung, lauter zu werden und ihre Wut und ihren Zorn hinauszuschreien, reagierte sie nur zögernd. Mit der Unterstützung von zwei Mitpatientinnen mit Missbrauchserfahrungen, die ihr jeweils einen Arm hielten und die Anstrengung unterstützten, gelang es ihr immer besser. Sie schrie immer lauter, und tiefer Zorn brach aus ihr heraus. Nach der Übung wurde sie gefragt, wie viel Prozent von ihrer Wut sie in der Übung herauslassen konnte. Sie antwortete: »Höchstens zwei Prozent, ich wusste nicht, dass so viel Zorn in mir verborgen ist.«

Nach der Übung veränderte sich das Verhalten der Patientin. Sie wurde in der Gemeinschaft deutlicher wahrgenommen. Sie begann, sich gegen ungerechtfertigte Forderungen zu wehren, übernahm Verantwortung in der Selbstverwaltung der therapeutischen Gemeinschaft und wurde optimistischer.

In der *Gestaltungstherapie* modellierte eine Patientin mit Missbrauchserfahrung eine Figur aus Ton, die ihren Täter darstellte. Als sie ihre Arbeit beendet hatte, schlug sie wild auf die Figur ein und zerstörte sie völlig. Dabei ließ sie ihrer Wut und ihrem Zorn freien Lauf. Sie schimpfte und schrie, bis sie keine Energie mehr hatte. Sie war völlig erschöpft, fühlte sich aber sehr erleichtert.

Die *direkte Konfrontation* mit dem Täter ist, sofern diese möglich ist, genau zu planen. Eventuell ist der Täter tot, nicht mehr auffindbar oder eine Konfrontation ist so gefährlich, dass mit dem Schlimmsten gerechnet werden muss. Dies ist bei einigen Tätern durchaus anzunehmen. In der Therapie erfordert dieser Schritt oft große Überwindung und ist mit viel Angst verbunden.

Frau N. entschied sich nach einigem Zögern und Abwägen der Situation dafür, ihren Vater zu konfrontieren. Bis dahin hatte sie immer wieder seine Hilfe in Anspruch genommen, da sie in Partnerbeziehungen ständig scheiterte und als Alkoholikerin häufig in schwierige Lebenssituationen geriet. Der Vater half mit Geld aus und machte ihr jeweils heftige Vorwürfe, da er von ihrem(!) Lebenswandel enttäuscht war. Frau N. fühlte sich immer noch abhängig von ihm und befürchtete, durch die Konfrontation eine für sie notwendige »Krücke« zu verlieren. Allein fühlte sie sich den alltäglichen Anforderungen noch nicht gewachsen. Sie hatte große Angst; denn noch nie hatte sie sich getraut, den Vater offen anzuklagen oder auf Fehler hinzuweisen. Sie ahnte, dass es durch die Konfrontation zu einem Bruch der Beziehung kommen würde. Außerdem machte sie sich zunächst auch Sorgen, welche Auswirkungen dies auf die Ehe der Eltern haben würde.

So entschied sich Frau N., ihrem Vater zunächst einen Brief zu schreiben und gleichzeitig die Mutter von diesem Brief in Kenntnis zu setzen.

Die Reaktion der Eltern war für die Patientin deprimierend: Der Vater versuchte sich mit den Worten »Ich habe Dir doch nicht weh getan« zu rechtfertigen. Die Mutter reagierte in einer für die Patientin völlig überraschenden Weise, insofern sie Partei für den Vater ergriff, dem durch die Tochter so viel Stress gemacht würde. Sie meinte, obwohl sie vom Missbrauch wusste, dass es doch nicht so schlimm gewesen sei. Sie konnte kein Gefühl für das, was ihrer Tochter angetan worden war, entwickeln. Wenn sie auch nicht offen behauptete, dass alles die Schuld der Patientin sei, so signalisierte sie doch, sie glaube, das verführerische Verhalten der Tochter sei der Auslöser für den sexuellen Missbrauch gewesen.

Nach mehreren Gesprächen, die Frau N. mit den Eltern führte, war endgültig klar, dass sie diese in Wirklichkeit schon lange verloren hatte. Die mangelnde Solidarität der Mutter versetzte sie zunächst in heftigen Zorn. Erst allmählich wurde ihr die extreme emotionale Abhängigkeit ihrer Mutter bewusst. Sie stellte sich der Frage ihrer eigenen Abhängigkeit und Unselbständigkeit: Inwieweit konnte ihre Mutter ein brauchbares Modell für Eigenständigkeit und weibliches Selbstverständnis sein? In der Therapie wurde der Patientin bewusst, dass sie das Leben ihrer Mutter nicht kopieren wollte.

Das ursprüngliche Ziel von Frau N. war, durch die Konfrontation Einsicht und Verständnis der Eltern zu erreichen und sie damit wiederzugewinnen. Dies gelang nicht – der Patientin gelang jedoch ein wesentlicher Schritt in Richtung Eigenständigkeit und Entwicklung des männlichen Prinzips. Sie stellte zunächst den Kontakt zu den Eltern ein und arbeitete an ihrer Unabhängigkeit. Allein die Tatsache, dass sie sich endlich zur Wehr gesetzt hatte, verbesserte ihr Selbstwertgefühl deutlich.

Selten oder nie werden Täter wirklich ihr Opfer um Verzeihung bitten. Die Eltern von Frau N. gaben den sexuellen Missbrauch zumindest zu. Viel häufiger müssen die Opfer erleben, dass sie der Lüge bezichtigt und beschuldigt werden, sie seien es, die Unfrieden in die Familie tragen. In der Folge müssen sie mit erneuter Zurückweisung und mit der Androhung von Repressalien rechnen. Vor der direkten Konfrontation sollten daher immer folgende Punkte genau durchdacht werden:

- → Kann eine erneute Zurückweisung ertragen werden?
- → Sind genügend neue tragfähige Beziehungen vorhanden (Freundeskreis, Selbsthilfe- oder Therapiegruppe)?
- → Ist eine offene Konfrontation eventuell gefährlich, und muss mit tatsächlicher Gewalt gerechnet werden?
- → Ist zu vermuten, dass noch andere Menschen Opfer des Täters werden (Geschwister, sonstige Verwandte usw.)?
- → Ist die Einschaltung der Behörden notwendig?

Eine Konfrontation verschafft Klarheit und ist ein mutiger Schritt, und seine Bedeutung ist zu würdigen. Dort, wo eine Opferidentität entstehen musste, wo Unterdrückung und Entwertung stattfanden, beginnt ein Mensch, sich aufzulehnen und einen eigenen Standpunkt zu beziehen. Damit geht er, bildlich gesprochen, an den Ausgangspunkt seiner inneren Sklaverei zurück und tritt dem Aggressor entgegen. So kann das alte Muster unterbrochen werden, und es entsteht Raum für etwas Neues. Viel zu viel haben sich Menschen mit Missbrauchserfahrungen gefallen lassen, immer wieder haben sie die Opferrolle gesucht und durch diese Form der Unterdrückung zu wenig Verantwortung für ihr Leben übernommen. Mit der heilsamen Wut entwickelt sich das männliche Prinzip des Sichwehrens und das wahre Ich, so wie es das Märchen in der Gestalt des Königs und der Vermählung zum Ausdruck bringt. Die Opferidentität beginnt sich aufzulösen, ein neues Selbstwertgefühl kann sich entwickeln.

Für viele Betroffene ist die Konfrontation der Versuch, endlich Gerechtigkeit zu erfahren. Eine Genugtuung wird darin erwartet, dass der Täter die Tat endlich bereut. Damit, so hoffen sie, wird die ersehnte Erlösung, die Befreiung von allen Lebensschwierigkeiten erfolgen. Wie am Beispiel von Frau N. gezeigt wurde, ist es in Wirklichkeit so, dass Täter selten oder nie ihre Schuld einsehen und tatsächlich Reue zeigen. Außerdem würde der Seelenmord dadurch nicht rückgängig gemacht! Alle Schädigungen, die Opferidentität, psychosomatische Störungen usw. verschwinden nicht, weil der Täter die Tat bereut. Meist ist es besser, auch wenn der Täter die Tat bereut, auf einer radikalen Distanz zum Täter zu bestehen, damit, wie im Märchen, *an einem anderen Königshof* all die Bereiche der Persönlichkeit heilen können, die geschädigt wurden.

Hierfür benötigen Betroffene dringend Menschen, die mitfühlend verstehen, welch tiefes Leid der sexuelle Missbrauch in ihr Leben brachte. Nicht selten müssen diese zunächst die Rolle des Königs übernehmen, der sanft, aber bestimmt darauf besteht, dass Betroffene ihre wahre Identität leben.

### *Die therapeutische Gemeinschaft*

Die therapeutische Gemeinschaft ist ein besonders geeigneter Rahmen, um an der Auflösung der Opferidentität zu arbeiten. Wie schon weiter oben angedeutet, ist Veränderung ein Prozess, der Zeit benötigt. In kleinen Schritten wird in der Gemeinschaft ein neues Verhalten eingeübt. Es ist wichtig, bezüglich dieser neuen Verhaltensweisen, die der wahren Persönlichkeit entsprechen und die Realität angemessen berücksichtigen, Sicherheit zu entwickeln. Hierfür geben Mitpatienten und Therapeuten *Rückmeldungen*. Destruktives Verhalten wird beschrieben und in sorgender Weise konfrontiert, neue, konstruktive Verhaltensweisen werden verstärkt.

Soziales Lernen ist ein Prozess, der von Verhaltens»*rück*fällen« und -»*vor*fällen« gekennzeichnet ist. Unter »Vorfällen« verstehen wir neue Verhaltensweisen, welche destruktives, selbstschädigendes Verhalten auflösen. Eine Patientin traute sich zum Beispiel erstmals, ihren Ärger über eine erlittene Kränkung mitzuteilen. Sie konfrontierte ein Mitglied der Gemeinschaft, das sich rücksichtslos über die Regeln hinwegsetzte. Dieses Verhalten ist ein Vorfall; hätte die Patientin, wie in der Vergangenheit in ähnlichen Situationen, geschwiegen und ihren Ärger *hinuntergeschluckt*, wäre dies ein Rückfall gewesen. Wirksam ist immer nur das, was jemand tatsächlich konstruktiv verändert. Hierfür gibt es keine Alternative. Gute Vorsätze dienen nur der Beruhigung und ersetzen konkrete Verhaltensänderungen keineswegs.

Menschen wie Allerleirauh haben innere Sicherheit und Stabilität nicht entwickeln können. Daher sind sie darauf angewiesen, eine Art Ersatz zu finden, denn die inneren Qualen sollen abgeschaltet, beendet, abgestellt werden. So liegt der Griff nach chemischen Betäubungsmitteln und damit der Einstieg in eine Suchtkrankheit nahe. Dabei geht es um den Versuch, einen direkten Ausgleich für die Defizite zu finden. Aber auch andere Symptome wie Magersucht, Bulimie, Schnippeln, die bereits beschrieben wurden, sind als Ausgleichsversuche, als Ersatz für das, was innerlich fehlt, zu sehen. Auch das bei einer Opferidentität fast unvermeidbare »Sich-abhängig-Machen«, auf das weiter oben schon eingegangen wurde, muss als ein solch direkter Lösungsversuch verstanden werden. Menschen wie Allerleirauh versuchen, die – vermeintlich vorhandene – Sicherheit und Stabilität einer anderen Person förmlich anzuzapfen. Es kommt zu einer äußerst engen und symbiotischen Beziehung, die schnell problematisch wird (siehe auch das Kapitel »Die Beziehungs- oder Liebessucht« im

Anhang). Gerade in der therapeutischen Gemeinschaft finden sich immer »Retter«, die sich scheinbar dafür eignen, die fehlende innere Stabilität zu ersetzen.

Menschen mit Opferidentität sind häufig *Konfliktvermeider*. Ihnen fehlt die Energie, sich um die eigenen Belange zu kümmern und Verantwortung für ihr Leben zu übernehmen. Wichtige Entscheidungen werden nicht getroffen oder hinausgezögert. Wie schon bei der Beschreibung der Folgen des sexuellen Missbrauchs deutlich wurde, fand eine Regression, eine Rückkehr auf die *orale Entwicklungsstufe* statt. Damit ist eine frühe Phase der Persönlichkeitsentwicklung gemeint, in der die Befriedigung der Bedürfnisse von anderen Menschen kam. Bei einer Fixierung auf diese Stufe beobachtet man die Erwartungshaltung, dass andere Menschen für einen Entscheidungen treffen, einen versorgen, beschützen, verwöhnen und ständig für einen verfügbar sind. Diese starke Tendenz, sich von anderen Menschen abhängig zu machen, sich an sie zu klammern, lässt sich am besten in einer therapeutischen Gemeinschaft behandeln. Im Zusammenleben mit anderen treten zwangsläufig alle Probleme auf, die ein Mensch auch sonst im Leben hat. Jetzt besteht die Möglichkeit, destruktives Verhalten zu erkennen und konstruktive Alternativen zu erarbeiten. Das Prinzip der therapeutischen Gemeinschaft lautet daher: *Hier und jetzt!*

Dies erinnert an das goldene Spinnrad und das goldene Haspelchen im Märchen. Es gilt, geduldig einen Faden zu spinnen, der allmählich immer länger und länger und damit brauchbarer für ein größeres Ganzes wird. Die Veränderung geschieht demnach allmählich, in Form kleiner Schritte, die immer wieder neu eine tägliche Herausforderung darstellen.

Ein weiteres Prinzip der therapeutischen Gemeinschaft ist: *Zuneigung!* Menschen, die sich hier zusammenfinden, wissen, dass jeder nur deshalb da ist, um sich selbst zu begegnen und seine emotionalen Schwierigkeiten zu bearbeiten. Dies ist nur möglich, wenn er sich in einem Klima des Wohlwollens und des Verständnisses befindet. Fehlt dieses Element, ist die Gemeinschaft wenig wirkungsvoll. Besonders Menschen, die sexuellen Missbrauch erlebten, würden sich kaum öffnen.

Die extreme Form des Terrors, der Einschüchterung und des Sadismus, die sie an sich selbst erleben mussten, war eine extreme Form der Fremdbestimmung. Die Regeln einer Hausordnung, die Erwartung der anderen Mitglieder der therapeutischen Gemeinschaft, dass sie über emotionale Schwierigkeiten oder schambesetzte Themen sprechen werden, die Angst vor Körperkontakt in der Bewegungstherapie, die Angst, traumatische Erlebnisse könnten sich in der Phantasie wiederholen, usw. werden als Zwang, als Druck erlebt, erneut etwas Fremdbestimmtes tun zu müssen. Die Gefahr besteht tatsächlich, dass sich die Missbrauchsszene in übertragenem Sinne im therapeutischen Prozess wiederholt. Die mangelhaften Fähigkeiten sexuell missbrauchter Menschen, sich abzugrenzen und selbstbestimmt zu handeln, verführen andere – Helfer, Mitpatientinnen und -patienten und Therapeutinnen und Therapeuten – dazu, ihnen fertige Lösungen *überzustülpen*. Therapeutisch bringt dies nichts, im Gegenteil, vermeintliche Erfolge werden von Rückfällen in destruktive Verhaltensweisen begleitet.



Veränderung ist nur auf dem Hintergrund von *»Entängstigung«* möglich. Ängste, zum Beispiel, der Selbsthilfegruppe oder Therapiegruppe ausgeliefert zu sein, fördern alte, negative Prozesse; solche Ängste können sogar wahnhaft werden.

Herr K., Alkoholiker und als Kind häufig von verschiedenen Männern missbraucht, wurde in der Selbsthilfegruppe massiv mit seinem passiven Verhalten konfrontiert. Obwohl er dies als sehr unangenehm erlebte, ging er immer wieder in die Gruppe, wo ihn jedoch weitere Vorwürfe der anderen Mitglieder erwarteten. Er fühlte sich zunehmend bedroht und begann, die Gruppenmitglieder zu hassen, ohne sich angemessen zur Wehr setzen zu können. Die eigentlichen Absichten der Gruppenmitglieder, ihm zu helfen, konnte er nicht mehr erkennen. Er fühlte sich gekränkt, verletzt und verfolgt. Er schrieb einen Brief, in dem er die Gruppenmitglieder übel beschimpfte und bedrohte. Starke Gefühle von Hass und Panik überschwemmten ihn. Er kaufte eine Pistole, die er ständig bei sich trug.

Der Verzicht auf das »Ersatzmittel« – das Suchtmittel, aber auch auf übermäßiges Essen oder Hungern –, der zu Beginn einer Suchttherapie erfolgen muss, bedeutet, Entzugserscheinungen zu akzeptieren. Viele Suchtmittelabhängige verspüren Erleichterung, nachdem sie diese schwierige Phase überwunden haben. Bei sexuell missbrauchten Menschen bewirkt Abstinenz möglicherweise eine weitere Verstärkung bestimmter Symptome. Sie werden depressiv, denken an Suizid oder üben selbstverletzendes Verhalten.

Die therapeutische Gemeinschaft soll ein Ort der Sicherheit sein und als konstruktive Übergangsphase die destruktiven Ersatzlösungen unnötig machen. Nur in einer vertrauenerweckenden Atmosphäre können Menschen, deren Identität auf brutale Weise missachtet und zerstört wurde, in kleinen Schritten lernen, sich selbst zu finden. Therapeuten müssen darauf achten, dass sich die destruktiven Vorgänge nicht wiederholen. Diese Tendenzen sind stark und bedürfen deshalb einer konzentrierten Aufmerksamkeit.

*Die Sehnsucht nach Beziehung*

Ring, Haspelchen und Spinnrad sind Elemente der Hoffnung, ohne die Heilung nicht vorstellbar ist. Menschen, die sexuell missbraucht wurden, wünschen sich sehnlichst eine intakte Liebesbeziehung, ohne hierzu in der Lage zu sein. Neben dem starken Bedürfnis nach Abhängigkeit sind es besonders die sexuellen Störungen, die einer befriedigenden Partnerschaft im Wege stehen. Diese Störungen können unterschiedlich sein: Angst und Ekel vor Geschlechtsverkehr, sexuell aufreizendes Verhalten bis hin zur Prostitution oder auch das Bedürfnis nach sadistischen Handlungen des Partners.

Im Märchen wird der goldene Ring von Allerleirauh dem Bräutigam nicht an den Finger gesteckt, sondern in eine Schüssel gelegt und unter der Suppe verborgen. Wieder darf davon ausgegangen werden, dass das Märchen dieses Bild keineswegs zufällig gewählt hat. Dass hier etwas unter der Speise verborgen wird, kann als symbolische Darstellung einer besonderen Verhaltensweise verstanden werden. Es wurde schon mehrmals darauf hingewiesen, dass sexuell missbrauchte Menschen häufig in die orale Phase »flüchten«, in der alle elementaren Bedürfnisse eines Menschen wie Zuwendung und Geborgenheit, insbesondere aber auch die Versorgung mit Nahrung, durch andere befriedigt werden. Bei einer Regression in die orale Phase spielt daher Essen eine große Rolle. Viele sexuell missbrauchte Menschen suchen eine Ersatzbefriedigung im Essen beziehungsweise im Nichtessen, also im Hungern.

Vergegenwärtigen wir uns die Szenen im Märchen, in denen Allerleirauh die Suppe für den König kocht, die dieser dann mit großer Befriedigung isst. Es wurde schon darauf eingegangen, dass Allerleirauh nach dem Tanz mit dem König immer wieder fliehen muss, zurück in den Mantel aus tausenderlei Tierfellen und Tierhäuten und in ihren Verschlag unter der Treppe. Die Suppe, die sie danach kocht, ist wie ein Ersatz, wie eine Entschädigung dafür, dass sie nicht bei dem König bleiben kann, der sich das doch so sehr wünscht. Wir müssen uns daran erinnern, dass im Märchen verschiedene Personen bestimmte Anteile oder Aspekte einer Persönlichkeit repräsentieren, also zu ein und demselben Individuum gehören können, und der König als die männliche Seite von Allerleirauh beziehungsweise eines Menschen mit einem Allerleirauh-Schicksal betrachtet werden kann.

In der Szene mit der Suppe bildet das Märchen das Dilemma eines Menschen, der sexuellen Missbrauch erfahren hat, exakt ab. Die Suppe ist der Ersatz für eine geglückte Partnerschaft, für echte Liebe und genussvolle Sexualität. All dies wird durch die Erfahrungen in der Kindheit verunmöglicht. Werden solche Grundbedürfnisse nicht befriedigt, suchen Menschen zwangsläufig nach Ersatz.

Man spricht vom *Kummerspeck*, wenn man zu viel isst, weil Sorgen und Frustrationen quälen. Essen ist insbesondere Ersatz für Liebe und Selbstliebe. Im Bild der Suppe können aber auch andere Formen von Ersatzbefriedigung dargestellt sein. Es könnte auch dafür stehen, dass die innere Not mit Kaufen oder sonstigem Konsumieren beruhigt beziehungsweise betäubt wird. Auch die Suchtmittel Drogen, Alkohol oder Medikamente sind solche Ersatzstoffe, die jedoch alle nicht wirklich satt machen. Im Märchen ist dies daran zu erkennen, dass der König zwar die Suppe genießt, aber letztlich nicht dauerhaft zufrieden wird. Die Parallelen zu allen Ersatzmitteln, die Menschen benutzen, um die *innere Leere*, die innere Unzufriedenheit auszufüllen, sind offensichtlich: letztlich kann nur eine vorübergehende Beruhigung erreicht werden; schon bald, wenn die Wirkung nachlässt, wird erneuter Konsum erforderlich. Im Märchen drückt sich dies dadurch aus, dass die Suppe immer wieder gekocht werden muss, bis der Konflikt, der zu diesem Verhalten führt, gelöst ist.

Um Allerleirauh zu überführen, steckt der König ihr beim dritten Tanz heimlich einen Ring an den Finger. Dieser Ring hat eine deutlich andere Bedeutung als der, der in der Suppe versteckt wurde. Wir erinnern uns, dass Allerleirauh damals nicht zugeben konnte, dass sie es war, die ihn unter der Suppe verborgen hatte. Sie konnte nicht zu ihren wahren Bedürfnissen stehen. Das, was wir als Entwicklung des männlichen Prinzips bezeichnet haben, hatte zu diesem Zeitpunkt noch nicht stattgefunden. Das Märchen bringt mit der Aussage, dass der König – der das männliche Prinzip repräsentiert – Allerleirauh einen Ring an den Finger steckt, zum Ausdruck, dass mit der Entwicklung der männlichen Anteile auch die Fähigkeit zu Liebe, Partnerschaft und Vereinigung verbunden ist.

Dass ausgerechnet der Finger weiß bleibt, an den der König den Ring gesteckt hat, und dass dadurch die wahre Identität von Allerleirauh offenbar wird, kann nicht als Zufall angesehen werden. Die Beziehungsfähigkeit ist nicht mehr durch Schuld und Schamgefühle blockiert, die Entwicklung des männlichen Prinzips hat zu einer selbstbewussten und eigenständigen Persönlichkeit geführt, in die auch die Liebe und eine reife Sexualität integriert sind. Der weiße beringte Finger, der nicht wieder schmutzig wird, steht hierfür.

*Exkurs: Die verlorene weibliche Seite des Täters*

Erinnern wir uns an die Szene am Schluss des Märchens: »Der König fasste den Mantel und riss ihn ab. Da kamen die goldenen Haare hervor, und sie stand da in voller Pracht und konnte sich nicht länger verbergen.«

Auch am Anfang des Märchens wurde von goldenen Haaren gesprochen. Es ging dort um das Sterben der Königin mit den goldenen Haaren. Damit hatte alles Elend seinen Ausgang genommen. Wieder müssen wir uns daran erinnern, dass verschiedene Märchenfiguren Aspekte einer Person darstellen können. So können wir die sterbende Königin mit dem goldenen Haar und den Vater von Allerleirauh als ein und dieselbe Person betrachten. Mit dem Tod der Königin mit den goldenen Haaren hat der König in sich selbst seine innere Dimension verloren. Wäre dies nicht geschehen, dann hätte er die Tochter nicht als Ersatz benötigt, dann hätte ein Missbrauch nie stattgefunden.

Was bedeutet es also, dass der König diese innere Seite verlor?

Bei der Untersuchung vieler Fälle sexuellen Missbrauchs wurde offensichtlich, dass die Täter oft selbst Opfer sexueller Übergriffe waren – oder sich aus anderen Gründen im sexuellen Bereich schmutzig und schuldig vorkamen. Verzweifelt sucht ein solcher Mann (König), die verlorene Unschuld wiederzufinden. Doch sosehr er sich bemüht, er findet sie nicht. Sein Leben wird unter dieser Last immer schwerer und unerträglicher – bis er glaubt, einen Weg gefunden zu haben. In der Vereinigung mit einer Unschuldigen – seiner Tochter – vermeint er, das wiederzufinden, was er in sich selbst so schmerzlich vermisst. Er sucht die verlorene Unschuld im reinen Körper seines Kindes. So ist auch die seltsame Forderung der sterbenden Königin zu Beginn des Märchens zu verstehen. Ihr Mann hatte ihr versprechen müssen, im Falle der Wiedervermählung nur eine ebenso schöne Frau mit ebenso goldenen Haaren zu nehmen. Die Vereinigung mit dem reinen Körper soll das erlebte Trauma rückgängig machen und das Gefühl, schmutzig und daher verachtenswert zu sein, aufheben. Dass dies nicht möglich ist, liegt auf der Hand. Gegen alle inneren Stimmen des Gewissens, die im Märchen durch die Räte des Königs repräsentiert werden, setzt sich die Gier nach »Erlösung«, die so nicht zu haben ist, durch. Nach der Tat ist noch mehr von seiner Persönlichkeit zerstört, so dass der Wunsch nach innerem Frieden nur noch stärker wird. Ein Teufelskreis entsteht! Aus dem Gefühl heraus, immer schmutziger, schuldiger und schlechter zu werden, wird die Gier nach Vereinigung mit dem Unschuldigen immer größer. Für manche Menschen wird sexueller Missbrauch von Kindern zur Sucht, und trotz hoher Strafandrohung erliegen sie ihr immer wieder.

Der Vater von Allerleirauh sieht keine Möglichkeit, das Problem in sich selbst zu lösen. Er glaubt, dass eine Heilung nur von außen geschehen kann, und macht sich damit selbst zum Täter. Doch es existiert kein direkter, äußerer Weg, das erlittene Trauma zu löschen. Die Heilung muss von innen kommen. Der Täter muss in sich seine weibliche Seite entwickeln und so zu einer reifen Persönlichkeit werden, so wie das Opfer in sich seine männliche Seite entwickeln muss.

Durch diese Schilderungen sollte nicht der Verdacht eines übergroßen Verständnisses für Täter entstehen. Es sind Erwachsene, die durch ihr kriminelles Verhalten – sicher auf dem Hintergrund eigener Störungen und Traumen – unschuldige Kinder quälen, ihre Persönlichkeit missachten und unvorhersehbare Schäden anrichten.

Ein Pfarrer, der mehrere Kinder sexuell missbraucht hatte, begab sich, nachdem er eine mehrjährige Haftstrafe verbüßt hatte, in psychotherapeutische Behandlung. Seine erste bange Frage an seine Therapeutin war inhaltlich folgende: »Können Sie überhaupt mit mir arbeiten? Wie soll das gehen? Sie können doch nur Ekel empfinden, wenn Sie mir in meinen perversen Taten, die doch im Gegensatz zu den hohen moralischen Ansprüchen stehen, begegnen.« Die Antwort der Therapeutin war etwa diese: »Wenn es mir gelingt, das verletzte Kind in Ihnen zu lieben, dann kann ich mit Ihnen arbeiten.«

Mit dieser Aussage gab die Therapeutin bereits die Richtung für den gesamten Therapieprozess vor. Täter, die selbst auch Opfer sind, stehen genau vor dieser Aufgabe: Das verletzte Kind in sich selbst lieben zu lernen, die eigene Unschuld in einem inneren Heilungsprozess wiederzugewinnen.

*Die Sinnfrage*

Die Auseinandersetzung mit dem eigenen Schicksal und den Zumutungen, die es mit sich bringt, ist ein wesentlicher Schritt im Leben eines jeden Menschen. Besonders wichtig ist dies für Menschen, die schon früh mit Ereignissen konfrontiert wurden, denen sie in extremer Weise ausgeliefert waren, oder solche, die sich unverschuldet in tiefster Schuld fühlen und keinen Ausweg finden.

In einem Text des Schriftstellers Blaine M. Yorganson wird die Bedeutung des eigenen Schicksals in einer Weise beschrieben, die für Menschen auf einem schwierigen Lebensweg richtungsweisend sein kann. Ich halte diesen Text für so bedeutend, dass ich ihn in großen Buchstaben aufschreiben und im Therapieraum der Klinik, in der ich arbeite, aufhängen ließ.

Das Monument

> Gott, bevor er seine Kinder zur Erde sandte, gab jedem von ihnen ein sorgfältig ausgewähltes Paket von Problemen.
>
> »Diese«, versprach er lächelnd, »gehören allein Dir. Kein anderer wird diese Segnungen haben, die diese Probleme Dir bringen werden.

> Und nur Du hast die speziellen Talente und Fähigkeiten, die nötig sein werden, um diese Probleme zu Deinen Dienern werden zu lassen.
>
> Nun geh hinab zu Deiner Geburt und zu Deiner Vergesslichkeit. Wisse, dass ich Dich liebe über alle Maßen …
>
> Die Probleme, die ich Dir gab, sind ein Symbol für diese Liebe. Das Monument, das Du aus Deinem Leben machst, mit der Hilfe Deiner Probleme, wird ein Symbol für Deine Liebe zu mir sein. Dein Vater.«

Die Probleme, die auf dem Lebensweg auftauchen, als Aufgaben zur Weiterentwicklung zu betrachten, ist der einzig sinnvolle Weg. Solange ein Mensch sich gegen das eigene Schicksal stellt, ist Heilung unmöglich. Nur das, was angenommen wird, kann auch losgelassen werden.

Letztlich gibt es auf die Frage, warum gerade mich ein schwieriges Schicksal trifft, keine Antwort. So ist es Zufall, in welche Familie wir hineingeboren werden, in welchem Lebensraum wir aufwachsen, in welcher Zeit wir leben und welche Eltern wir haben. Ein Kind in der Sahelzone hat das Problem, überhaupt mit genügend Lebensmitteln versorgt zu werden, um zu überleben; ein Kind in westlichen Großstadtslums wird mit hoher Wahrscheinlichkeit drogensüchtig oder kriminell.

Menschen werden in die Welt hineingeboren, und niemand fragt sie, ob sie dies überhaupt wollen. Dabei ist der Mensch das einzige Lebewesen, das sich von sich selbst distanziert betrachten und fragen kann: »Warum machst du das überhaupt? Warum gehst du arbeiten? Warum baust du ein Haus? Warum spielst du in der Lotterie?« usw. Er ist in der Lage, nach den Dingen hinter den Dingen zu fragen. Und er ist auch in der Lage, nach dem Sinn seiner Existenz zu fragen: »Wofür lohnt es sich zu leben? Was ist der Sinn meines Lebens? Was ist wirklich wichtig?«

Für Menschen, die sich durch das Schicksal im Vergleich zu anderen stark benachteiligt fühlen, spitzt sich diese Frage besonders zu. Sehr schnell wird sich die Frage einstellen: »Warum geschieht ausgerechnet mir solches Leid? Warum hat XY das mit mir gemacht? Warum wurde meine Seele ermordet?« Gerade die Frage nach dem WARUM wird die Verzweiflung, die Gefühle der Hoffnungslosigkeit immer wieder von neuem spürbar werden lassen.

Auf diese Frage gibt es aber letztlich keine Antwort, denn wozu sollte eine Tat wie sexueller Missbrauch gut sein?

Als Therapeut mache ich immer wieder die Erfahrung, dass diese Frage erst in den Hintergrund tritt, wenn ein Entwicklungsprozess stattgefunden hat, der seinen Weg durch den Schmerz gefunden und zu einer Weiterentwicklung der Persönlichkeit geführt hat.

In vielen Fällen seelischer Störungen ist es von großem Wert zu fragen, warum gerade diese Symptome entwickelt werden. Suchtkranke sollten sich fragen: »Wovon bin ich wirklich abhängig?« Es ist nicht ausreichend, sich von der Droge zu lösen. Die psychischen Abhängigkeiten im Hintergrund, zum Beispiel ungelöste Elternbeziehungen, wollen erkannt und bearbeitet werden. Auch in anderen psychosomatischen Krankheiten sind Aufgaben verborgen, deren Botschaft verstanden wird, wenn die tieferen Gründe offensichtlich werden, die zur Symptombildung führten.

Im Falle des sexuellen Missbrauchs muss dieser Weg in die Irre führen. Daher ist die Frage, die viele Betroffene sich immer wieder selbst stellen, warum gerade sie diese leidvolle Erfahrung machen mussten, eine Sackgasse. Sexueller Missbrauch ist *ein Krankheitssymptom der Gesellschaft*. In diesem Symptom drückt sich die Unfähigkeit vieler aus, zu erfüllter Liebe und Sexualität zu gelangen. Wir sehen hier das Problem fehlgeleiteter Macht über Schwächere hinter einer scheinheiligen Fassade. Betroffene sind Opfer und Träger dieser Krankheit der Gesellschaft. Sie selbst trifft keine Schuld, auch nicht aus vergangenen Leben. Sie haben ein Recht, endlich in gebührender Weise wahrgenommen zu werden.

Obwohl die emotionale Kälte in den westlichen Industrienationen zunimmt, sollte Resignation keine Antwort sein, im Gegenteil. Im Märchen deutet sich in der Vermählung von Prinzessin und König auch eine Lösung für die Sinnfrage an. Die Vereinigung der beiden ist auch ein Symbol für die wiedergewonnene Liebesfähigkeit. So könnte man auf die Frage: Was ist der (eigentliche) Sinn des Lebens? antworten: Die Entwicklung der Liebesfähigkeit trotz der zugefügten Verletzungen und Erniedrigungen! Liebesfähig ist ein Mensch erst, wenn er gelernt hat, sich selbst zu lieben. Nur wenn er dazu in der Lage ist, kann er auch Liebe verschenken, und kann – und dies ist besonders zu betonen – Liebe, die ihm geschenkt wird, auch annehmen. Menschen, die sich selbst nicht lieben, können mit geschenkter Liebe nichts anfangen, da sie letztlich nicht glauben können, dass sie ihnen ganz persönlich gilt. Die einzig brauchbare Form, auf die Zerstörung der Liebe zu antworten, ist die Suche nach ihr. Davon erzählt uns das Märchen von Allerleirauh.

Die Beantwortung der Sinnfrage ist eine individuelle Aufgabe, die nicht von anderen, zum Beispiel von Therapeuten, Gurus, Lehrern usw. getroffen oder vorgegeben werden kann. Die Auseinandersetzung mit der eigenen Leidensgeschichte führt immer zur Suche nach ihrem Sinn. Leid ist förmlich die Aufforderung des Unbewussten, sich dessen Sinn zu öffnen.

*Verzeihen?*

Die Frage, ob sexuell missbrauchte Menschen ihrem Täter verzeihen sollten, ist mit einem klaren »Ja« zu beantworten – aber erst, wenn dies wirklich möglich ist!

Wie in den vorherigen Kapiteln beschrieben, ist es für viele Betroffene schwer, Zugang zu Wut, Hass und Zorn zu finden. Diese Gefühle wurden so stark verdrängt, dass sie gar nicht gespürt werden. Für den Heilungsprozess, zur Entwicklung der Persönlichkeit und um die Opferidentität abzubauen – damit ein Mensch lernt, sich zu wehren und für die eigenen Bedürfnisse einzutreten –, ist ein konstruktiver Umgang mit Wut und Zorn, wozu auch Hassgefühle gehören, unerlässlich. Heilung ist nur möglich, wenn dieser wichtige Bereich, der durch sexuellen Missbrauch geschädigt wurde, zurückerobert wird. Hassgefühle sind berechtigte und wichtige Gefühle, die helfen und demzufolge wertzuschätzen sind. So ist es im wahrsten Sinne des Wortes notwendig, um die Not zu wenden, zu den wahren Gefühlen zu stehen, die zu uns gehören, auch zu den weniger sanften und weniger angenehmen.

Bevor Allerleirauh ihren König heiraten kann, muss sie all den Ruß, der verbarg, dass sie eine Prinzessin war, abwaschen. So muss die hinter dunklen Gefühlen – gegen sich und andere – versteckte liebesfähige und liebeswürdige Person sich frei machen von Wut und Zorn. Ein Mensch, der hassen *muss*, kann nicht verzeihen – nur ein Mensch, der hassen *kann*, kann auch verzeihen!

Viele Betroffene behaupten, dass sie ihrem Täter nie verzeihen werden. Dabei ist der Hass, den sie in sich verspüren, quasi die Rache, auf die sie nicht verzichten wollen. Dem Täter zu verzeihen wäre ein Verrat an der eigenen Person. Diese Einstellung ist auf Dauer jedoch problematisch, da sich keine Veränderung einstellen wird. Bleibender Hass ist keine Lösung für Probleme. Menschen, die im Hass steckenbleiben, werden hart, bitter und krank. Sie bleiben letztlich abhängig von demjenigen, der ihnen all die schlimmen Dinge zufügte. In tiefem Hass und Groll richten sie die Aggression wieder gegen sich selbst.

Fast immer ist das Zulassen von solch heftigen Gefühlen nur gegen einen großen inneren Widerstand möglich, da sich die Betroffenen starken Angst- und Schmerzgefühlen ausgeliefert fühlen, die in ähnlich bedrohlicher Weise erlebt werden wie die Missbrauchserfahrung selbst. Die abgespaltenen Gefühle der damaligen Erfahrung wollen zurückerobert werden – ein äußerst schmerzhafter Prozess. Aber dies bedeutet, wie wir erkennen konnten, das innere Königreich zu errichten.

Die Psychotherapie stellt Hilfsmittel zur Verfügung, die Menschen helfen können, Zugang zu Hass und – besonders bei sexuell missbrauchten Menschen – auch zu starken Ekelgefühlen zu finden. Dies ist für die Heilung der Seele wichtig, da hierin geradezu der Schlüssel zu einer Veränderung liegt. Verschiedene therapeutische Techniken und Verfahren helfen, die Auseinandersetzung mit dem Trauma in einem geschützten Raum zu führen.

Menschen mit traumatischen Erfahrungen sind hochsensibel und laufen in Therapiesituationen Gefahr, erneut in eine Überforderung zu geraten. Die Konfrontation mit dem Trauma sollte daher behutsam erfolgen. In schweren Fällen ist eine stationäre Therapie notwendig. Letztlich muss der Weg jedoch durch den Schmerz führen.

Für den Einstieg in die Therapie haben sich sogenannte *Imaginationsverfahren* bewährt. Es wird eine sichere Atmosphäre hergestellt, und die Betroffenen arbeiten zunächst nur mit Bildern. Beispielsweise lernen sie, sich in ihrer Phantasie einen sicheren inneren Ort zu erschaffen, an den sie sich bei Bedarf zurückziehen können. Sie lernen, sich von den überfordernden Ereignissen zu distanzieren und die Distanz dazu selbst zu steuern, z.B. indem sie innere Bilder größer oder kleiner machen. Wenn es gelingt, die Bilder zu verkleinern, verlieren sie ihren Schrecken. Mit Hilfe eines Trainings werden unterschiedliche Imaginationstechniken erlernt. Innere Bilder lassen sich allmählich immer besser lenken, so dass der Stresspegel reduziert wird. Die Sprache wird erst später wieder in die Bearbeitung einbezogen. 

Als eine nachgewiesen wirksame therapeutische Technik hat sich EMDR (*Eye Movement Desensitization and Reprozessing*, deutsch: *Desensibilisierung und Neubearbeitung mit Augenbewegungen*) erwiesen. Zufällig fand die amerikanische Psychologin Dr. Francine Shapiro bei einem Spaziergang heraus, dass stark belastende Gedanken durch Augenbewegungen positiv beeinflusst werden können. Die Technik ist ausgesprochen simpel: Während der Patient sich auf das belastende Ereignis konzentriert, folgt er mit den Augen dem Finger des Therapeuten, der sich vor seinem Gesicht hin und her bewegt. Entlastende Wirkung zeigen auch Reize wie Fingerberührung, Klopfen, Geräusche u.Ä. Belastende Gedanken werden besser integriert, wenn parallel körperliche Reize vermittelt werden. Sprache und innere Bilder werden in unterschiedlichen Gehirnregionen verarbeitet. Offensichtlich trägt EMDR durch die parallele Vermittlung dazu bei, die »Zusammenarbeit« verschiedener Gehirnbereiche zu verbessern. Nach den EMDR-Übungen waren Betroffene wesentlich besser in der Lage, das Geschehene in Worte zu fassen.

Eine Behandlung sollte trotz einfacher Technik nur von ausgebildeten Therapeuten durchgeführt werden. Bei nicht sachgemäßer Anwendung ist eine Verschlechterung des emotionalen Befindens (Dekompensation) möglich.

Häufig leiden Menschen nach traumatischen Erfahrungen unter *Alpträumen*; infolgedessen haben sie häufig Angst, schlafen zu gehen. Schlafstörungen werden zur Regel, wodurch die Psyche gravierend belastet wird. Alpträume lassen sich mit Hilfe von *»imagery rehearsal«* (deutsch: Imaginationsübung) bearbeiten. Die Patienten werden angehalten, den häufig wiederkehrenden Traum tagsüber mehrmals positiv zu Ende zu träumen. In kurzen »Wachträumen« stellen sich die Betroffenen vor, wie der Traum gut ausgeht. Schon nach kurzem Üben verschwinden die bedrohlichen Träume bei vielen Patienten.

Das *holotrope Atmen* nach Stanislav Groof, auch unter der Bezeichnung »Rebirthing« bekannt, ist eine einfache Technik, um tiefe innere Konflikte bewusst zu machen und zu bearbeiten. Durch eine spezielle Atemtechnik, die zunächst nur unter fachlicher Anleitung durchgeführt werden sollte, erleben Menschen ihr

Trauma erneut, diesmal jedoch in einer Situation, in der es keine reale Gefährdung gibt. Obwohl die Prozedur meist sehr schmerzlich und anstrengend ist, wird von vielen Betroffenen anschließend eine große Erleichterung wahrgenommen. Im Anschluss an die eigentliche Atemtherapie ist meist vieles deutlicher und auch für eine Bearbeitung in der Gesprächstherapie zugänglicher.

Mit Hilfe der *Gestalttherapie* ist es möglich, Kontakt zu den traumatisierten Anteilen der Persönlichkeit zu bekommen. Hilfreich sind zum Beispiel Rollenspiele, die den großen Vorteil haben, dass sie eine intensive Bearbeitung des Problems ermöglichen, ohne dass der Missbraucher anwesend ist. In ähnlicher Weise arbeitet auch die *Psychodramatherapie*. In der Gruppe werden andere Mitglieder als Repräsentanten für Personen beziehungsweise Persönlichkeitseigenschaften gesucht, so dass ein innerer Konflikt inszeniert werden kann. Damit ist er für eine Bearbeitung wesentlich zugänglicher.

Die *klinische Hypnose*, besonders die Weiterentwicklungen hypnotischer Techniken nach Milton Erickson, hat sich ebenfalls als eine effektive Methode erwiesen, das Trauma sexuellen Missbrauchs zu bearbeiten. Mit Imaginationen und dem Nacherleben in Trancezuständen werden die abgespaltenen Persönlichkeitsanteile wieder integriert.

Mit Hilfe der *bioenergetischen Therapie* nach Alexander Lowen wird die Seele über den Körper geheilt. Durch bestimmte Körperübungen ist die Bearbeitung emotionaler Blockaden möglich. Die Einbeziehung des Körpers in die Therapie ist immer sinnvoll, da eine Gesprächstherapie allein die traumatisierten Bereiche nicht genügend erreicht. Die *Körperarbeit nach Dan Casriel* führt beispielsweise zum Ausdruck heftiger Gefühle, häufig verbunden mit lautem Schreien. Wut-, Ekel- und Hassgefühle finden wie bei einer Entladung nicht selten explosionsartig ihren Weg, indem sie hinausgeschrien werden. Entsprechend groß ist die Erleichterung der Betroffenen. In vielen Fällen ist eine *Sexualtherapie* notwendig. Sie kann bei der Orientierung zu einer selbstbestimmten Sexualität helfen. Vielfach ist zu beobachten, dass gerade Menschen, die sexuellen Missbrauch erleben mussten, sich selbst überfordern und glauben, Dinge tun zu müssen, zu denen sie gefühlsmäßig nicht in der Lage sind. In der Praxis ist immer wieder eine gewisse Scheu vorhanden, dieses Hilfsangebot wahrzunehmen.

Die Arbeit an der Verbesserung der alltäglichen Konfliktbewältigungsstrategien und der Entwicklung einer befriedigenden Sexualität bleibt ein lebenslanger Prozess, der, je länger man ihn durchhält, immer weniger anstrengend und ängstigend wird.

»Am Ende steht das Ritual«, so möchte ich formulieren, denn wann hat ein Mensch genug getrauert, sich mit einem Thema ausreichend lange auseinandergesetzt? In unserer Kultur finden sich vergleichbar wenig Rituale, die eine Lebensphase bewusst abschließen und eine neue bewusst einleiten. Es fehlen zum Beispiel Pubertätsrituale, die die Lösung von den Eltern und den Übergang in das Erwachsenenalter erleichtern. Die Folge ist, dass sich viele Menschen immer noch abhängig von Vater oder Mutter fühlen. Auch Trauer über den Verlust eines nahestehenden Menschen kann oft nicht beendet werden, so dass sie wie ein dunkler Schatten mehr oder weniger stark auf dem Leben lastet. Die englische Psychologin Phyllis Kristall hat ein Ritual entwickelt, welches ermöglicht, sich in einer Art Wachtraum endgültig von der Person zu lösen, die so viel Schmerz und Verzweiflung ins Leben brachte.

Bei der Behandlung einer schweren traumatischen Störung wie sexuellen Missbrauchs ist die Anwendung nur einer therapeutischen Methode in der Regel nicht ausreichend. Eine Kombination verschiedener Verfahren, die alle Bereiche der Existenz unterschiedlich stark berücksichtigt, wird der vielschichtigen Störung besser gerecht.

Therapie hat die Aussöhnung mit sich selbst und anderen und damit die Entwicklung der Liebesfähigkeit zum Ziel. Dahin ist immer ein weiter Weg. Erst zum Schluss, so sagt das Märchen, sind echte Liebesfähigkeit und Partnerschaft möglich. Erst wenn dies erreicht ist, ist auch Verzeihen möglich. Zu früh verzeihen zu wollen ist der scheinheilige Versuch, sich an der Auseinandersetzung mit Schmerz, Wut, Angst, Hass und Ekel vorbeizudrücken. Dann bleibt die Opferidentität erhalten, und Allerleirauh muss – in den Bildern des Märchens gesprochen – wieder in den Verschlag unter die Treppe zurückkehren und weiterhin ein kümmerliches Dasein fristen.

Seelische Erschütterungen, Lebenskrisen, existentielle Krankheiten sind immer auch Gelegenheit, sich einer spirituellen Dimension zu öffnen. Die Vereinigung der Liebenden im Märchen symbolisiert auch die Vereinigung des Menschen mit etwas Höherem, mit dem Numinosen, mit dem Kosmos, mit Gott – wie man diese Dimension auch immer nennen mag. Dies zu verstehen führt zu einem tieferen Verständnis der eigenen Existenz. Die Öffnung für die spirituelle Dimension ist oft lebensrettend.

Allerdings besteht auch die Gefahr, sich der schmerzvollen Arbeit an der eigenen Persönlichkeit zu entziehen. Die Flucht ins Metaphysische vor einer brutalen, unmenschlichen Wirklichkeit kann tatsächlich Suchtcharakter bekommen und damit zu einer neuen Abhängigkeit führen.

Die menschliche Persönlichkeit umfasst die verschiedensten Bereiche. Störungen in der Partnerbeziehung lassen sich zum Beispiel mit *Meditation* nur indirekt bearbeiten. Besser wäre zunächst eine Paartherapie oder ein Kommunikationstraining. Sexuelle Störungen sind meistens am besten mit Sexualtherapie zu beeinflussen. Die Frage ist demnach immer, in welchem Bereich die Störung oder das Problem entstand. Meditation kann sehr hilfreich sein, um zur inneren Mitte zu finden, Geborgenheit, ein universelles Gefühl der Zugehörigkeit zu erleben und auf Dauer eine existentielle Beruhigung zu erfahren. Sie ist eine Methode, die in die transpersonalen oder spirituellen Bereiche der menschlichen Existenz führt. Diese zu vernachlässigen führt auch zu Leid.

Das Märchen führt am Ende auf wunderbare Weise an seinen Anfang zurück. Die Königin mit den goldenen Haaren, die sterben musste, lebt in Allerleirauh weiter. Die Entwicklung des inneren Königs, der die Flucht in die Opferidentität verhindert und das Dasein lebenswert macht, führt auch zu einem neuen Gefühl der Unschuld, ohne die Heilung nicht möglich ist. Nur auf dem Hintergrund, sich selbst tief und ehrlich verziehen zu haben, ist auch Verzeihung für andere möglich.[6]

Märchen sind Bilder der Seele, die Hoffnung geben können. Dies zu zeigen ist Ziel dieses Buches. Möge die Auseinandersetzung mit dem Märchen von Allerleirauh Betroffenen eine Orientierung auf ihrem Weg zur Heilung sein!

---

6 An dieser Stelle sei daran erinnert, dass Menschen mit sexuellen Missbrauchserfahrungen immer auch selbst Täter werden, und zwar in dem Sinne, dass sie wiederum andere Menschen missbrauchen, sich von ihnen abhängig machen, ihre Wut- und Hassgefühle auf indirekte Weise zum Ausdruck bringen oder auch andere Unbeteiligte, zum Beispiel ihre Kinder oder Partner, zum Leiden bringen usw. Oft sind sie gezwungen, das Leid so lange weiterzugeben, bis sie selbst Heilung finden.

# TEIL 2
## *Weitere Formen von Missbrauch in der Familie*

Um das Thema »Missbrauch in der Familie« zu vervollständigen, ist es sinnvoll, neben dem sexuellen auch den emotionalen Missbrauch zu erörtern. Dieser kann verschiedene Wurzeln haben, und nicht selten finden sich mehrere Formen gleichzeitig. Emotionaler Missbrauch in der Familie führt immer zu erheblichen Persönlichkeitsstörungen des Kindes und zu mitunter ähnlichen Folgen, wie diese bei sexuellem Missbrauch zu beobachten sind. Wie sich zeigen wird, dienen auch diese Formen von Missbrauch zur Bedürfnisbefriedigung eines oder beider Elternteile, während die eigenen Bedürfnisse des Kindes völlig beziehungsweise weitgehend ignoriert werden. Es entwickeln sich Abhängigkeitsbeziehungen zwischen Eltern und Kindern, die bei Letzteren zu der schon beschriebenen Opferidentität führen, welche sich meist ohne Hilfestellung nicht auflösen lässt. Im Sinne der bereits erwähnten »sozialen Vererbung« werden solche Beziehungsstörungen oft an die nächste Generation weitergegeben. Die Eltern dienen dabei nicht nur als Modelle für Verhaltensweisen, die bewusst oder unbewusst von den Kindern und späteren Erwachsenen übernommen werden, sondern die gestörten Beziehungen führen auch zu oft gravierenden Defiziten in der Persönlichkeitsentwicklung, zu psychosomatischen Erkrankungen und Suchtkrankheiten.

### *Der Terror des Leids*

Leid in der Familie hat immer starke Auswirkungen auf das seelische Gleichgewicht eines Kindes. Schon früh kann es sich zu einer selbstlosen Pflegeperson entwickeln und oft lebenslänglich auf diese Rolle festgelegt werden.

Ein gesundes Kind hat das Bedürfnis, jede Disharmonie in der Familie auszugleichen, und es wird alles tun, um die Liebe der Eltern zu erhalten. Ist beispielsweise die Mutter krank, wird das Kind aus Angst, sie zu verlieren, alles ihm Mögliche versuchen, um die Situation zu verbessern. Es wird die Mutter pflegen, verschiedene Arbeiten im Haushalt verrichten, eventuell auf jüngere Geschwister aufpassen, für diese sorgen, auch wenn es von seinem Lebensalter her noch viel zu jung dazu ist. Ihm kommt dadurch eine besondere Bedeutung zu, es erhält einen »Wertzuwachs« nach dem Motto: »Die Mutter braucht mich, *darum* bin ich wichtig.« Dadurch wird für das Kind die Krankheit des Elternteils zum bestimmenden Thema. Alles hat sich nach der kranken Person zu richten. Die natürlichen Bedürfnisse des Kindes, zum Beispiel laut und wild zu sein, zu toben, sich gegen die Eltern aufzulehnen, Grenzen auszutesten, seine eigenen Bedürfnisse in den Vordergrund zu stellen usw., all diese für eine gesunde Entwicklung notwendigen Verhaltensweisen werden unterdrückt. Besonders Wut, welche ein Kind immer auch auf den Elternteil hat, der durch die Krankheit Einschränkungen erzwingt, darf nicht zum Ausdruck gebracht werden, sie wird blockiert. Der »vom Schicksal geschlagene« Elternteil ist unangreifbar, so dass sich beim Kind zwangsweise Schuldgefühle einstellen, sobald Aggressionen auftreten. Wut, Ärger, Aggressionen werden letztlich überhaupt nicht mehr gespürt, da sich das Gewissen in diesen Fällen sofort scharf zu Wort meldet. Die herzkranke Mutter zum Beispiel darf nicht gekränkt werden; denn sie könnte sterben – und dann? Die Unterdrückung der eigenen Gefühle bedeutet: Die eigene Person, berechtigte Bedürfnisse werden zurückgestellt, ein gesundes, angemessenes Selbstwertgefühl kann sich nicht entwickeln. Die blockierten negativen Gefühle einem Elternteil gegenüber waren schon beim sexuellen Missbrauch ein zentrales Thema.

In einer Familie, in der außergewöhnliche Rücksicht genommen werden muss auf einen kranken oder behinderten Elternteil, fehlt oft das Klima der Unbeschwertheit: Die Grundstimmung ist schwer, depressiv, leidvoll, gramerfüllt und pessimistisch. Diese Stimmung prägt das Lebensgefühl und auch das Selbstgefühl. Kinder, die so aufwachsen müssen, entwickeln besonders dann Schuldgefühle, wenn sie sich freuen beziehungsweise sehr wohl fühlen. Ihr Gewissen meldet sich gleich: »Wie kannst du so fröhlich sein, wenn es Vater/Mutter so schlecht geht!«

Dramatisch verschärft wird das Problem, wenn Kinder unterschwellig oder offen für die Krankheit beziehungsweise das Leid des kranken oder gestörten Elternteils verantwortlich gemacht werden. Gemeint ist zum Beispiel ein ungewolltes Kind, das als überflüssig und unerwünscht betrachtet wird. Hieraus erwächst der Anspruch, das Kind habe jetzt dafür zu sorgen, dass es dem Elternteil besser gehe. Die innere Haltung lautet in diesem Fall: »Wenn du schon an meinem Elend schuld bist, dann sorge wenigstens dafür, dass ich nicht leiden muss, sei ein williger Diener!«

Um eine solche Haltung zu übernehmen, muss kein körperliches Leiden vorhanden sein. Es genügt, dass durch die bloße Existenz des Kindes die Mutter zu einem Leben gezwungen wird, welches sie nicht ertragen will, und ihr Einschränkungen finanzieller, beruflicher oder privater Art auferlegt werden. Die Botschaft kann auch sein: »Wenn du schon an meinem Elend schuld bist, hast du es verdient, dass ich wütend auf dich bin und dich strafe!«, oder: »Du bist genau wie dein Vater, den ich hasse!« Aus solch einer extrem abwertenden Haltung eines Elternteils seinem Kind gegenüber entsteht das Lebensgefühl, welches sich im Bild des Mantels aus tausenderlei Tierfellen und Tierhäuten abbildet. Auch hier wird das Kind missbraucht, um dem überforderten Erwachsenen ein williges Objekt für seinen (Selbst-)Hass zu sein. Es wird verantwortlich gemacht, geradezu als schuldig erklärt für Schicksal, Schmerzen, Krankheit, Ungerechtigkeit usw.; und so ist es nur recht und billig, dass alles bei ihm abgeladen wird. Dies geschieht manchmal offen, häufiger unterschwellig. Tiefe Schuldgefühle sind auf Seiten des Kindes die Folge.

Das eigene Selbst wird zurückgestellt, da es keine Existenzberechtigung zu haben scheint, und die Überwertigkeit des Erwachsenen als absolut selbstverständlich akzeptiert. Auch hier werden die wahren Bedürfnisse und Rechte des Kindes völlig missachtet und seine Seele ermordet. Und auch hier werden die Rechtlosigkeit und Minderwertigkeit dem Kind von dem Menschen vermittelt, der für es der wichtigste ist und mit dem es sich am tiefsten verbunden fühlt.

Der Terror des Leids ist in der Lage, lebenslängliche Abhängigkeiten zu schaffen. So verstehen betroffene Menschen meistens nicht, wieso sie unfähig sind, sich als Erwachsene in genügender Weise von ihren diktatorischen Vätern beziehungsweise Müttern abzugrenzen. Häufig erleben sie widersprüchliche Gefühle, die hauptsächlich durch die Unterdrückung von Wut bestimmt werden. Einerseits möchten sie endlich frei werden, ihr Leben unbeschwert führen und genießen, andererseits klebt ein Elternteil wie ein Blutegel an ihnen, der sich nicht abstreifen lässt. Bei jedem Versuch, selbständiger, autonomer und unabhängiger zu werden, setzen quälende Schuldgefühle ein, die stärker sind als alles andere und wie ein übermächtiger Dämon Angst erzeugen, der nicht zu entkommen ist. Nur die erneute Anpassung, die Identifikation mit dem Kranken, die Unterwerfung unter einen vom Schicksal geschlagenen Menschen, der Verständnis benötigt oder fordert, kann beruhigen und die Schuldgefühle mildern. Die Antwort auf die unerträglich erscheinenden Schuldgefühle ist immer die gleiche: die wiederkehrende Anpassung und Unterordnung!

Wohin mit der Wut, wenn man dem, der mit seinem Leid terrorisiert, nicht böse sein darf? Sicher ist, dass sich im Innern eine Energiemenge aufstaut, die wie bei einem Druckkessel immer mehr an Stärke gewinnt. Da sie nicht in die Richtung entladen werden kann, wo sie ihren Ursprung hat, wird eine andere gesucht. Dabei bestehen zwei Möglichkeiten, die mitunter abwechselnd gewählt werden:

Erstens: Die Aggression wird auf andere Menschen abgeleitet, die als Blitzableiter dienen. Dies ist zwar nicht gerechtfertigt, aber der Betroffene verschafft sich eine momentane Erleichterung. Bald muss er jedoch feststellen, dass er jetzt noch einen zusätzlichen Konflikt mit einem Unbeteiligten hat. Zumindest unterschwellig entwickelt er auch hier Schuldgefühle, selbst wenn er noch so sehr Erklärungen und Rechtfertigungen für sein Verhalten sucht. Dieses Abreagieren der Wut an Aussenstehenden ist keine wirkliche Lösung und mit vielen Nachteilen verbunden. Die Erleichterung wirkt zudem nur kurz, und sehr bald staut sich die Aggression wieder, und ein neues »Dampfablassen« ist erforderlich, da sich am Grundkonflikt nichts verändert hat.

Zweitens: Der weitaus häufigere Lösungsversuch ist, die Wut gegen die eigene Person zu richten. Dies führt zwangsläufig zu depressiven Verstimmungen, Hoffnungslosigkeit, Angstgefühlen, Panikattacken, Selbstabwertung, Spannungsgefühlen und schließlich zu psychosomatischen Erkrankungen, da die Psyche unter Dauerstress leidet. Nicht selten wird der innere Konflikt mit Alkohol oder anderen Drogen betäubt. Doch dies erzeugt nur eine vorübergehende Wirkung, und Alkohol oder ein anderes Suchtmittel muss immer wieder eingesetzt werden, um die unliebsamen Gefühle zu bekämpfen. Die Gefahr, dass eine Suchterkrankung entsteht, ist groß. Da der mit Leid Terrorisierte auch als Erwachsener in seinen Gefühlen vom Elternteil *abhängig* bleibt, ist die *Abhängigkeits*krankheit Sucht auch ein deutlicher Hinweis auf die tieferliegende Störung. Die Sucht kann letztlich nur verstanden werden, wenn dieser Zusammenhang gesehen wird. Eine Suchttherapie muss scheitern, wenn die zugrundeliegende Abhängigkeit, die Abhängigkeit vom Elternteil, nicht gelöst wird.

Der Betroffene spürt seine Abhängigkeit, ohne hierfür eine wirkliche Erklärung zu finden. Er ist verwirrt in seiner Wahrnehmung: Sind seine Bedürfnisse nach Selbständigkeit und Abgrenzung, seine Wünsche nach Zurückweisung von Forderungen berechtigt? – Oder sind die Erwartungen und Ansprüche des leidenden Elternteils nicht doch höherwertig? Eine Patientin formulierte es so:

Immer wenn ich von meiner Mutter komme, fühle ich mich schlecht. Sie macht mir nur Vorwürfe und lädt allen Mist bei mir ab. Ich kann mich gegen das Gift, das sie verspritzt, nicht wehren. Ob ich ruhig bleibe und gute Miene zum bösen Spiel mache oder ob ich böse oder aggressiv werde, ist letztlich egal, ich bin anschließend immer abwechselnd wie leer, deprimiert und wütend. Ich leide sehr unter diesen Gefühlen und benötige mitunter mehrere Tage, um mich zu erholen und wieder ich selbst zu werden. Ich nehme mir vor, nicht mehr hinzugehen, aber eine unsichtbare Macht zieht mich immer wieder zu ihr.

Betroffene spüren, dass sie jedes Mal den Kampf mit dem übermächtigen Elternteil verlieren. Sie befinden sich in einem Käfig mit unsichtbaren Gitterstäben.

Es ist in diesem Zusammenhang wichtig, sich zu vergegenwärtigen, dass das, was in der Kindheit große Angst erzeugte, seine starke Wirkung oft in das Erwachsenenalter hinein behält, weil diesbezüglich kein Reifeprozess möglich war. Der Terror des Leids hat sehr früh die Entwicklung von Eigenständigkeit und Autonomie wirksam verhindert. Die frühe Programmierung, dass immer die Bedürfnisse der Eltern Vorrang gegenüber denen des Kindes haben, die tiefen Schuldgefühle, die erzeugt wurden, die Unterdrückung vitaler, lebensbejahender Energien – oft in einem Klima der offenen oder unterschwelligen Ablehnung – führen zu einer Persönlichkeitsstörung, die sowohl stark depressive Züge aufweist als auch die Tendenz, sich von anderen quälen und unterdrücken zu lassen. Die Opferidentität ist deutlich zu erkennen – es entsteht auch hier das Bild eines Menschen mit einem Allerleirauh-Schicksal.

Es ist kein Wunder, wenn ein Kind, das so zwingend seine

Eigenentwicklung opfern musste, auch als Erwachsener immer wieder sein Drama inszeniert. Die Betroffenen suchen und finden in aller Regel unbewusst Partnerschaften, in denen sie die negativen Beziehungsmuster erneut durchleben müssen.

In den letzten Jahren ist der Partner von Suchtkranken, der sogenannte Co-Abhängige, immer mehr in das Zentrum der Aufmerksamkeit gelangt, während zuvor immer nur der Betroffene mit seinen auffälligen Trinkexzessen beachtet wurde. Dadurch konnte die Rolle des Co-Abhängigen besser verstanden werden, zumal deutlich wurde, dass er unwillentlich wesentlich zum Aufrechterhalten der Suchtkrankheit beiträgt. Wird die oben beschriebene Dynamik im Leben eines Menschen wirksam, dann eignet er sich besonders für die Rolle des Co-Abhängigen. Hierzu einige Beispiele.

Der Suchtkranke:

Als ich meine Frau kennenlernte, wusste ich sofort, dass ich sie heiraten würde. Nicht, dass ich sie geliebt hätte, sie war eher unscheinbar; aber ich wusste, dass sie alles für mich tun würde, dass sie meine Eskapaden und Exzesse tolerieren, meine vielen unersättlichen Wünsche nach Kräften befriedigen würde und ich mich bei ihr immer in Sicherheit fühlen könnte.

Dies ist die authentische Aussage eines Suchtkranken in der Therapie, nachdem er sich mit dem Thema seiner egozentrischen Lebensgestaltung auseinandergesetzt hatte. Er war während seiner Kindheit maßlos verwöhnt worden, was ihn letztlich in die Sucht und in eine absolute Beziehungsunfähigkeit führte. Seine Ehefrau dagegen hatte den Terror des Leids bereits als Kind erleben müssen. Der Terror der Ehe mit dem Suchtkranken war lediglich die Fortsetzung ihrer Kindheitserlebnisse. So wenig sie fähig war, sich aus der Abhängigkeit von ihrer Mutter zu lösen, so wenig war sie auch in der Lage, sich von ihrem tyrannischen Ehemann zu trennen.

Die co-abhängige Ehefrau:

Frau G. wurde unehelich geboren und wuchs allein bei ihrer gehbehinderten Mutter auf. Diese war ständig schlecht gelaunt, haderte mit ihrem Schicksal und machte Frau G. unterschwellig für ihre unbefriedigende Situation verantwortlich. Als diese einen Partner kennenlernte, reagierte die Mutter mit heftigster Eifersucht. Sie versuchte, der Patientin den Partner mit allen Mitteln auszureden. Im Sinne einer Trotzreaktion setzte sich Frau G. erstmalig gegen die Mutter durch. Schon bald nach der Trauung ging Herr G. nur noch sporadisch seiner Arbeit nach, schlug und demütigte seine Frau. Obwohl sich die Situation in ihrer Ehe immer weiter verschlechterte, dachte die Patientin nie ernsthaft an Trennung. Vielmehr entwickelte sich eine hörige Beziehung, die von panischer Angst vor der Gewalttätigkeit des Ehemannes gekennzeichnet war. Sklavisch befolgte sie alle seine Anweisungen. Schließlich begann sie selbst Alkohol zu trinken und wurde rasch süchtig. Sie flüchtete mehrfach in ein Frauenhaus, ließ sich jedoch immer wieder überreden, in die gemeinsame Wohnung zurückzukommen.

Die Mutter der Patientin – das wird in dieser kurzen Fallschilderung deutlich – war durchaus in der Lage zu erkennen, dass der Partner als solcher nicht geeignet war und die Beziehung der Tochter keinen positiven Verlauf nehmen würde. Dass sie selbst jedoch mit ihrer abwertenden, geringschätzigen und verächtlichen Haltung diese Entwicklung verursacht hatte, konnte sie nicht wahrnehmen. So hatte Frau G. seitens der Mutter auch keine Unterstützung zu erwarten. Hier ein anderes Beispiel:

Die Ehe der Eltern von Frau A. war vom Alkoholismus des Vaters bestimmt. Die Mutter verharrte in einer Opferidentität und ließ den Terror der Suchtkrankheit über sich ergehen. So gut es ihr möglich war, versuchte sie, die drei Kinder vor dem aggressiven Vater in Schutz zu nehmen. Frau A. als älteste Tochter wurde die Vertraute der Mutter, alle ihre Sorgen wurden mit ihr besprochen, sie wurde zum Partnerersatz. Die Beziehung zwischen Mutter und Tochter blieb bis weit in die Pubertät hinein innig und auffällig konfliktfrei. Eine massive Veränderung bewirkte der Versuch der Tochter, sich an einen Partner zu binden. Die Mutter entwickelte hypochondrische Herzattacken, mit denen sie die Tochter zu erpressen versuchte, um deren Autonomiebestrebungen zu verhindern. In ihrer Ehe empfand die Patientin in Trennungssituationen ebenfalls hypochondrische Ängste vor Verlassenwerden; sie reagierte also genau so, wie sie es in ihrer Herkunftsfamilie erlebt hatte.

In dieser Fallgeschichte wird eine weitere Form des Missbrauchs in der Familie deutlich, auf die näher eingegangen werden soll: das Kind als Partnerersatz.

*Das Kind als Partnerersatz*

Immer dann, wenn die Partnerschaft der Eltern nicht positiv verläuft, besteht die Gefahr, dass sich das geschilderte Beziehungsmuster in der Familie bildet. Nur die Hälfte aller gescheiterten Ehen werden geschieden, so die Schätzung von Fachleuten. In vielen gescheiterten Ehen muss davon ausgegangen werden, dass Kinder die emotionale Lücke füllen müssen, die der emotional abwesende Partner hinterlässt. Auch Alleinerziehende laufen Gefahr, ihr Bedürfnis nach Zuwendung und Liebe durch ihr Kind oder ihre Kinder befriedigen zu lassen.

Dadurch, dass ein Kind als Ersatz für den Partner dienen muss, wird eine verhängnisvolle Entwicklung eingeleitet, die von den Beteiligten nicht vorhergesehen wurde. Durch die enge Bindung des Kindes an einen Elternteil wird eine bestimmte Form von Distanz aufgegeben, die für die Eltern-Kind-Beziehung sehr wichtig ist. Es ist notwendig, zwischen elterlicher Liebe und partnerschaftlicher Liebe zu unterscheiden. Die partnerschaftliche Beziehung ist auf eine – mehr oder weniger – dauerhafte Bindung (»Lebensabschnittsbeziehungen«, also Beziehungen auf Zeit, werden allerdings immer öfter beobachtet) hin orientiert, mit der Intention, gemeinsame Lebensziele zu verwirklichen. Die elterliche Beziehung zum Kind sollte immer von der Bereitschaft des Loslassens in die Eigenständigkeit geprägt sein. »In Liebe loslassen« könnte eine mögliche Beschreibung für diesen Vorgang sein. Dass Eltern ihre Kinder loslassen müssen, so dass sie sie letztlich unweigerlich als Partner verlieren würden, ist fast allen Müttern und Vätern theoretisch einsichtig. (In der psychotherapeutischen Praxis begegnen wir natürlich auch denen, die als Eltern ihrem Kind keinerlei Rechte zugestehen wollen und Leibeigenschaft, absolute Gehorsamkeit und Unterwerfung fordern.)

Wir konnten bereits in drastischer Form die Überforderung eines Kindes als Geschlechtspartner beim sexuellen Missbrauch erkennen; bei genauer Untersuchung ist der emotionale Partnerersatz durch ein Kind ebenfalls eine Art von Ausbeutung, diesmal auf gefühlsmäßiger Basis. Diese Form der Beziehung zwischen

Elternteil und Kind ist besonders dadurch gekennzeichnet, dass das Kind verfügbar zu sein hat. Das Kind hat da zu sein für die Nähe und Kontaktbedürfnisse des Erwachsenen. Alle seine Bestrebungen, eine eigene Persönlichkeit zu werden, sind nur insoweit akzeptiert, als die enge Bindung zwischen Elternteil und Kind dabei nicht verlorengeht. Solch eine Beziehung hat immer einen stark manipulativen Charakter. Das Kind wird einerseits verwöhnt, doch wird jede Handlung streng verurteilt, die Distanz herbeiführen und eine Bedrohung der Beziehung zur Folge haben könnte. Die elterliche Übermacht wird mit sanfter oder offener Gewalt gegen die wahren Bedürfnisse des Kindes eingesetzt, um die Ziele des Erwachsenen durchzusetzen. Dabei wird das Kind in eine gefühlsmäßige Konfusion gestürzt, indem der Erwachsene immer darauf bestehen wird, dass alles, was er tut, nur zum Wohle des Kindes ist. Alle übertriebenen Sorgen und Ängste, die in Wirklichkeit das Ziel haben, das Kind abhängig, hörig und gefügig zu halten, werden als Beweise der elterlichen Fürsorge dargestellt, die immer nur zum Besten des Kindes dienen. Unter dem Deckmantel der Selbstlosigkeit bekämpft der Erwachsene hier nur seine eigene Angst vor dem Verlust der Beziehung. Die Folge dieser Unaufrichtigkeit ist eine tiefe Verunsicherung bei der Tochter beziehungsweise dem Sohn, wiederum verbunden mit der Frage, ob den eigenen Gefühlen, der eigenen Wahrnehmung, die anders ist als vom Elternteil suggeriert, zu trauen ist.

Durch die enge Bindung an einen Elternteil wurden wichtige Entwicklungsschritte nicht vollzogen. Insbesondere wird das Vertrauen in die Fähigkeit, selbst wirklich eigenständig zu sein, nicht aufgebaut. Damit die Bindung an den emotional bedürftigen Elternteil auf Dauer stabil bleiben konnte, wurden tiefe innere Programmierungen vorgenommen; sie lauteten etwa: »Ohne mich schaffst du es nicht, also brauchst du mich! Alleine kannst du nicht leben.« Eine innere Bremse wurde eingebaut, die sich auch im Erwachsenenalter nicht einfach ignorieren lässt. Schließlich wird das, was über viele Jahre mit subtiler Gewalt in das Ich eines Menschen eingepflanzt wurde, zu einer Tatsache; was ihm prophezeit wurde, muss er auch glauben – und er glaubt es, trotz nach außen sichtbar werdender Gegenwehr.

Das elterliche Zwangssystem mit seinen subtilen Einschüchterungen, Einschränkungen und Fesseln funktioniert nicht selten so perfekt, dass dadurch die Bindung an einen Partner lebenslänglich verhindert wird. Sohn oder Tochter bleiben im elterlichen Haushalt, schlafen nicht selten mit im Ehebett und sind in ihren Zukunftsperspektiven völlig auf das Dasein für Mutter oder Vater fixiert. Die Folge sind fast unweigerlich psychosomatische Erkrankungen, zu denen hier auch Krebs gerechnet werden kann, Alkoholismus oder andere Suchterkrankungen. Die Abhängigkeit vom Alkohol verdeutlicht auch hier wieder am offensichtlichsten die eigentliche Abhängigkeit. In meiner suchttherapeutischen Arbeit habe ich immer wieder erlebt, dass Eltern eher toleriert hätten, wenn Tochter oder Sohn wieder rückfällig geworden wäre – und dies auch offen oder versteckt förderten –, als dass sie sie als ihren Partnerersatz aufgegeben hätten. In der Abstinenz von Alkohol sahen sie eine Bedrohung, zumal die Therapie die Beziehungsprobleme offenlegte und die Patienten angehalten wurden, an ihrer Eigenständigkeit zu arbeiten.

Die Flucht in eine Partnerschaft ist für diese Menschen der vermeintlich einzige Ausweg aus dem Käfig des elterlichen Zwangssystems. Meistens schaffen sie es nicht allein, sich von besitzergreifenden Eltern zu lösen. Sie suchen und finden einen Partner, der sie retten soll. Damit hat sich, wie sich zeigen wird, die Abhängigkeit nicht aufgelöst, sondern nur verlagert.

In der Familie lernen Kinder, wie Beziehung funktioniert, genauer gesagt, werden hier die Beziehungsmuster gelebt, die später in ähnlicher Weise in Partnerschaftsbeziehungen wiederhergestellt werden. Das Beziehungsmuster von »Elternteil und Kind als Partnerersatz« ist seitens des Elternteils von der immer stärker werdenden Angst gekennzeichnet, dass die Beziehung verlorengehen könnte. Das heißt, in diesem Muster soll jemand quasi der Besitz eines anderen sein. In einer solchen Beziehung zu Mutter oder Vater erlebte das Kind als »normal«, dass eine Beziehung eng, verschlingend und alles kontrollierend ist. Entsprechend versucht es später auch die Beziehung zum Partner zu gestalten. Um das Gefühl der Sicherheit zu haben, wird der Partner verfügbar sein müssen. Es entstehen wiederum enge, abhängige Beziehungen, die von der Angst vor Beziehungsverlust gekennzeichnet sind. Starke Eifersuchtsgefühle entstehen auch in Situationen, die völlig harmlos sind und in Wirklichkeit keine Bedrohung der Beziehung darstellen. Die Eifersucht des besitzergreifenden Elternteils wird auch Bestandteil der Partnerbeziehung.

Das Selbstwertgefühl von Menschen, die als Partnerersatz missbraucht wurden, ist schwach ausgebildet, daher können sie nie sicher sein, als Partner zu genügen. Mit ihrer Opferidentität gelang es ihnen nie, eigenständig, selbstbewusst und wirklich durchsetzungsfähig zu werden. So fühlen sie sich in der Partnerschaft – zu Recht – wie ein Kind und weniger wie ein gleichwertiger Partner. Ihre Anklammerungsbestrebungen verursachen beim Gegenüber eine entsprechende Gegenreaktion, die die Angst verstärkt. Je stärker die Klammerversuche, um so stärker die Energie des Partners, sich gegen selbige zur Wehr zu setzen. Diese Gegenwehr des Partners vor Vereinnahmung und Besitzergreifung wird als Zurückweisung erlebt und verstärkt damit die Angst vor Beziehungsverlust. Noch heftigere Anklammerungsbedürfnisse stellen sich ein. Ein Teufelskreis ist in Bewegung gebracht. Viele Beziehungen brechen unter diesen Belastungen zusammen, und wieder kann der Elternteil triumphieren, etwa nach dem Motto: »Ich habe es kommen sehen, ich habe es gleich gewusst, du hättest eben auf mich hören sollen.«

Aus dem Beschriebenen wird deutlich, dass eine Flucht von einer Abhängigkeit in die nächste stattgefunden hat. Diese Menschen hatten nie eine Chance, sich mit eigener Kraft aus der elterlichen Umklammerung zu lösen, sie fühlen sich angewiesen auf die Hilfe eines vermeintlich Stärkeren. Ähnlich wie Alkohol als Problemlöser eingesetzt wird, um frei zu werden von der Elternbindung, soll hier der Partner diese Aufgabe übernehmen. Scheitert eine Beziehung, wird die nächste Abhängigkeit gesucht, die letztlich nur eine Fortsetzung des Leidensweges ist, da eine Lösung des eigentlichen Problems, die Lösung aus der Abhängigkeit von Mutter oder Vater, nicht stattgefunden hat.

Die problematische Fixierung und Bindung an den Elternteil dauert natürlich noch während der Partnerbeziehung an. Zu den Schwierigkeiten, als nicht erwachsen gewordener Partner in einer Beziehung existieren und bestehen zu müssen, kommen noch die fordernde Mutter oder der fordernde Vater hinzu, der/die den Kampf längst noch nicht aufgegeben hat. Immer noch wird über die Erzeugung von Schuldgefühlen versucht, Zuwendung zu erpressen. Nach dem Motto: »Was habe ich nicht alles für dich getan; Hauptsache, dir geht es gut; du wirst schon sehen, was du davon hast, wenn du dich nicht um mich kümmerst«, werden bis hin zu massiven Drohungen, Beschimpfungen und Erpressungen offen oder unterschwellig die Druckmittel eingesetzt, die zur Anpassung zwingen sollen. Gerade die Schuldgefühle, die von Kindheit an zu Anpassung zwangen, wirken zerstörerisch auf die Persönlichkeit, zumal sie eine extrem negative Energie beinhalten. Sie sind auch in der Therapie oft die schwierigste Hürde, die selten ohne massive Unterstützung überwunden wird. Besonders schwierig ist es hier wiederum, die innere Konfusion zu überwinden: »Was ist berechtigt: mein eigener Standpunkt, meine Selbständigkeit, meine wahren Gefühle (die es in der Therapie häufig erst zu entdecken gilt) oder die Forderungen der besitzergreifenden Mutter oder des Vaters?« Weiter unten wird versucht, hierfür klare Aussagen zu formulieren.

Versuchen wir, die Position des abhängigen Elternteils zu verstehen, dann finden wir hier jemanden, der selbst auch nicht zu einer Reife gelangt ist, die es ihm ermöglicht hätte, ein eigenständiges, zufriedenes Leben führen zu können. Er hat es vorgezogen, in einer unbefriedigenden Partnerschaft zu bleiben, oft, weil er sich eine neue nicht zutraut oder weil er nicht alleine leben kann. Ihm fehlt also die Fähigkeit zur wirklichen Selbständigkeit, er kann nicht selbst für ein sinnerfülltes, zufriedenes Leben sorgen. Sein Lebensinhalt besteht darin, sich um das erwachsene Kind zu kümmern, es an sich zu binden, ob der Betroffene damit einverstanden ist oder nicht. Auch bei genauer Untersuchung ist kein wesentliches anderes Lebensziel zu erkennen. Alles Denken dreht sich einzig darum, für das Wohl des vermeintlich bedürftigen Kindes zu sorgen oder sich von ihm versorgen zu lassen. Die Abhängigkeit aufzugeben würde heißen, eine unerträgliche Leere zu spüren, keinen Wert mehr zu haben. Welchen Sinn hätte das Leben noch? Eine Form der Unreife ist zu erkennen, die deutlich macht, dass das Kind nicht nur Partner, sondern auch eine Elternrolle übernehmen muss. Nicht selten soll das Kind die Mutterrolle für die Mutter übernehmen.

Besonders Mütter tendieren in dieser Beziehungsfalle dazu, ihre eigenen Bedürfnisse vor sich und anderen zu leugnen. Sie opfern sich ja förmlich auf, und ihr Egoismus ist nicht offen zu erkennen beziehungsweise erst, wenn ihre Zuwendungsbedürfnisse, die unersättlich sind, nicht befriedigt werden. Dann werden sie zu rachsüchtigen Monstern, die behaupten, nur Undank zu ernten, die mit Gott und allen Heiligen drohen oder in Selbstmitleid verfallen, krank werden und dadurch versuchen, Schuldgefühle zu erzeugen. »Immer wenn ich in Urlaub fahren wollte, wurde meine Mutter krank; manchmal musste ich sie ins Krankenhaus bringen«, so die Aussage einer Patientin.

Auch »Liebe« (die in Wirklichkeit keine ist) kann terroristisch sein. »Meiner Mutter kann man nicht böse sein«, berichtet ein suchtkranker Patient. »Sie ist immer nur liebenswürdig, heiter, völlig ohne Bosheit; da kann passieren, was will, egal was ich angestellt habe. Mein ganzes Leben habe ich versucht, ihr nicht weh zu tun.« Natürlich trat genau das Gegenteil ein, er wurde suchtkrank!

Eine gegensätzliche Variante des gleichen Themas ist öfter bei Vätern – aber auch bei vielen Müttern – die Abhängigkeit fordern, zu finden. Für sie ist eine Selbstverständlichkeit, dass auch das erwachsene Kind zu gehorchen hat und sich stets nach ihren Wünschen und Bedürfnissen richtet. »Ich habe mich noch nie getraut, meinem Vater zu widersprechen«, berichtete eine 45jährige Frau in der Therapie. Sie führte den Haushalt des Vaters und blieb ihm zuliebe ledig. Die Opferidentität ist in diesem Falle besonders deutlich. Da sie sich immer nur nach den Bedürfnissen des Vaters richtete, lernte diese Frau nie ihre eigenen kennen. Sie handelte in der Weise, wie sie glaubte, dass es der Vater wünsche, und sie dachte sogar so, wie sie glaubte, der Vater erwarte es von ihr. Ein eigenes Ich hatte sich nicht entwickelt.

Mitunter werden von den Eltern verschiedene Methoden im Wechsel eingesetzt, um Abhängigkeit zu erzwingen. Immer geht es dem abhängigen Elternteil darum, am Leben auch des erwachsenen Kindes möglichst wie ein Partner beteiligt zu sein. Entsprechend fühlt er sich wichtiger als der eigentliche Partner. Dies ist mitunter auch umgekehrt der Fall: »Meine Mutter ist in meinem Leben die wichtigste Person, danach erst kommt mein Partner.« So die in der Therapie immer wieder zu beobachtende Einstellung zu dieser Problematik! Die Mutter wird zum Beispiel täglich besucht, alle Sorgen und Probleme werden nur mit ihr (!) besprochen, nicht mit dem Partner.

Eine weitere Form des emotionalen Missbrauchs in der Familie ist daran zu erkennen, dass Kinder unerfüllte Wünsche der Eltern befriedigen sollen. Gemeint ist, dass die Unzufriedenheit eines

Elternteils mit der eigenen Lebenssituation zum Antreiber dafür wird, die unerfüllten eigenen Wünsche ins Kind zu projizieren und dort zu verwirklichen.

*Das Kind als Bedürfnisbefriediger unerfüllter Träume*

Manchmal ist es schwierig, sich mit dem, was es im Leben zu erreichen gibt, abzufinden, zu begnügen. So kann sich eine große innere Unzufriedenheit einstellen, weil bestimmte Lebensziele sich nicht erfüllen ließen: etwa der Traumberuf, der mangels Schulabschlüssen, Geldes oder widriger Lebensumstände nicht verwirklicht werden konnte; die finanzielle Lage, die als völlig unzureichend erlebt wird; der nicht gefundene Traumpartner, der wie ein Märchenprinz oder wie eine Märchenprinzessin mit Glanz, Macht, gesellschaftlicher Stellung und Liebe in die Glückseligkeit führen sollte. Diese und andere unbefriedigte Ziele und Träume können Eltern dazu bringen, ihr Kind zu missbrauchen, insofern dieses dann stellvertretend all das zu erreichen hat, was ihnen selbst nicht möglich war.

Der Ehrgeiz eines Elternteils kann in den ersten Lebenswochen beginnen, wenn schon vom Säugling Leistungen erwartet werden, die er nicht erfüllen kann. Eine häufige Form der Überforderung ist beispielsweise eine verfrühte und rigorose Sauberkeitserziehung. Die Beherrschung der Schließmuskeln ist eventuell längst noch nicht möglich, das Training jedoch unerbittlich. Erschwerend kommt hinzu, dass Eltern an dieser Stelle manchmal mit Verachtung reagieren, wenn das Kind den falschen Erwartungen nicht entspricht. Überforderung kann sich durch alle weiteren Lebensphasen ziehen. Viel zu früh werden Kinder zum Beispiel dazu angehalten, ihre ganze Freizeit beim Training zu verbringen, damit Hochleistungssportler aus ihnen werden, mit dem Ziel, ihren Eltern den Ruhm, die Ehre und das Geld einzubringen, das diese durch ihr eigenes Leben nicht zu gewinnen vermochten. Die Lebenspläne solcher Eltern für ihr Kind haben nur das Ziel, ihre eigenen unbefriedigten Sehnsüchte zu befriedigen.

Es ist selbstverständlich gut und richtig, dass Eltern einen gewissen Stolz und eine besondere Freude bezüglich des Daseins ihrer Kinder empfinden. Ein Missbrauch ist immer daran zu erkennen, dass das Kind die Defizite eines Elternteils ausgleichen soll. Das Kind wird hier nicht um seiner selbst willen geliebt, sondern ist in erster Linie dazu da, die innere Unzufriedenheit oder auch einen übermäßigen Ehrgeiz seiner Eltern oder eines Elternteils wettzumachen. Intuitiv wird das Kind dieses Verhalten als Missbrauch wahrnehmen. Es bleibt jedoch mit diesem Konflikt allein, weil es mit seinen Eltern, die ja nur »das Beste wollen«, nicht darüber sprechen kann. Es sieht sich einer übergroßen elterlichen Macht ausgeliefert, auf die es mit allen Fasern seiner Existenz angewiesen ist.

Ein Kennzeichen dieser Form des Missbrauchs ist, dass Eltern besonders hart und gnadenlos reagieren, wenn das Kind ihr Ziel nicht verwirklichen kann oder will. »Nachdem klar war, dass ich die Ideale meines Vaters nicht verwirklichen konnte, hat er mich regelrecht verstoßen, er hat nicht mehr mit mir geredet und meine Anwesenheit ignoriert«, so die Aussage eines Patienten, der daran gescheitert war, dass er den Erwartungen des Vaters nicht genügen konnte.

Die Haltung solcher Eltern ist immer von einer großen Selbstgerechtigkeit geprägt. Sie behaupten, nur das Allerbeste für ihr Kind zu beabsichtigen. Werden die geforderten Leistungen nicht erbracht, liegt es ausschließlich am Kind, das zu faul, zu träge, zu dumm oder böswillig ist. Jedenfalls ist an der Härte der Abwertung oder Verachtung, die im Falle des Nichtgenügens erfolgt, zu erkennen, dass es nicht um die Förderung des Wohls des Kindes geht; denn dann wären Verständnis, Gelassenheit, Wohlwollen, Zuneigung in der Haltung der Eltern zu erkennen. Kinder, die dazu auf der Welt sein sollen, um die Bedürfnisse ihrer Eltern zu befriedigen, werden in eine Rolle hineinerzogen, die sie selbst nicht gewählt haben oder wählen würden. Es wird ihnen aber eingeredet, dass es ihr eigener Wunsch sei, diese Rolle zu leben. So werden die wahren Bedürfnisse unterdrückt und ignoriert.

Das Ausmaß, mit dem Eltern Druck auf ihr Kind ausüben, ist sehr unterschiedlich. Eine gewisse Anleitung und Orientierung ist erforderlich, damit ein Kind sich im gesellschaftlichen Raum zurechtfindet. Die wirksamste Methode der Erziehung ist das Lernen am Modell. Nur das, was Eltern vorleben, ist wesentlich. Mitunter steht das, was sie vom Kind fordern, jedoch im krassen Gegensatz zu dem, was sie selber leben. Mit unerbittlicher Strenge und Härte, verbunden mit Strafen und Verboten, werden Ziele durchgesetzt, die die Persönlichkeit des Kindes völlig missachten.

Letztlich führt auch diese Form des Missbrauchs in eine gefühlsmäßige Konfusion. Ein Kind ist zunächst nicht in der Lage zu unterscheiden, ob seine Bedürfnisse berechtigt sind oder nicht. Darf es zum Beispiel faul sein, obwohl die Eltern lieber ein fleißiges Kind hätten? Lieben die Eltern ihr Kind überhaupt noch, wenn es seine eigenen Wünsche befriedigen möchte? Dabei ist es doch angewiesen auf die elterliche Zuwendung! Der innere Widerstreit zwischen eigenen Wünschen und Bedürfnissen und denen der Eltern führt immer in Konflikte, die Schuldgefühle erzeugen und das Selbstwertgefühl schwächen, wenn nicht alle Forderungen erfüllt werden. Die Folge ist das »angepasste Kind«, der »angepasste Erwachsene«.

Wird der Wille des Kindes völlig gebrochen, entwickelt es sich zu einer gut funktionierenden Marionette. Aber gerade die Unterwürfigkeit ihres Kindes, das keine eigene Persönlichkeit besitzt und weder die Ziele anderer noch eigene zu verwirklichen vermag, wird letztlich das sein, was die Eltern am meisten ablehnen und abwerten. Das völlig angepasste Kind entspricht überhaupt nicht ihren hochgesteckten Zielen und wird mit scharfer Ablehnung, Abwertung und Enttäuschung konfrontiert. Hierdurch werden seine Chancenlosigkeit und Hoffnungslosigkeit weiter verfestigt – ein Teufelskreis, aus dem es kein Entrinnen zu geben scheint. Dieselbe Enttäuschung wird es zu spüren bekommen, wenn es den Anforderungen auf Grund mangelnder Begabung oder Intelligenz nicht genügen kann. Seine Eltern sind sich nicht darüber im Klaren, dass es sich bei der Überanpassung um eine Persönlichkeitsstörung handelt, die durch ihr selbstsüchtiges Verhalten entstanden ist.

Die Rechnung des missbrauchenden Elternteils wird häufig nicht aufgehen. Irgendwie rächt sich die Persönlichkeit des Kindes, wenn auch mit Hilfe eines furchtbaren Opfers. Es ist, als setze sich die Seele, die zerbrochen wurde, zur Wehr. Sie lässt nicht zu, dass der Missbraucher an sein Ziel gelangt, und nimmt auf ihre Weise Rache. Betroffene sind sich nicht selten dieser Form des Rachenehmens bewusst! Irgendwie ist Erfolglosigkeit auch ein Protest gegen den Missbrauch. Die Freude zu versagen, die Lust am Untergang sind nachvollziehbar, wenn verstanden wird, dass der Betroffene hierdurch triumphieren kann. Letztlich ist er stärker als der, der ihn missbrauchen will. Intuitiv spürt das Kind, dass die Eltern nicht wirklich es selbst und sein Wohlergehen meinen, sondern in Wirklichkeit ihr Interesse verfolgen, zum Beispiel viel stärker daran interessiert sind, dass sie bei Nachbarn, Anverwandten usw. in einem guten Licht dastehen. Bestraft wird mit dem Versagen auch die Lieblosigkeit, die hinter dem Verhalten des entsprechenden Elternteils zu erkennen ist. 

Menschen, die diese Form des Missbrauchs an sich selbst erleben mussten, haben in ihrem Erziehungsmilieu nicht lernen können, sich wirklich zu wehren (Trotz ist letztlich keine geeignete Form des *Sich-Wehrens*) und die eigenen Lebensziele zu verfolgen. Wie allen Missbrauchsopfern fällt es ihnen schwer, Ärgergefühle auszudrücken. Sie fühlen sich häufig unterlegen und sind besonders Autoritätspersonen gegenüber unsicher und hilflos. Die Abwertung, die sie immer wieder erleben mussten, nehmen sie schließlich an sich selbst vor. Ihr innerer Dialog ist von Selbstabwertung gekennzeichnet. Ständig suchen sie die Schuld bei sich selbst, auch wenn andere ihre Grenzen überschreiten, sie ausnutzen oder unterdrücken. In schwierigen Situationen weichen sie zurück und sind damit Konfliktvermeider mit allen negativen Folgen. Auch bei ihnen finden wir eine deutliche Opferidentität. Die Aggressionen, die sich nicht nach außen richten, werden gegen die eigene Person gewendet.

Psychosomatische Krankheiten, aber vor allem Suchtkrankheiten sind die Folge. Besonders Alkohol wirkt zunächst erleichternd, wird dann aber bald als »Dauerbetäubungsmittel« eingesetzt. Suchtkranke, die diesen Entwicklungsweg gehen mussten – und ihre Zahl ist nicht gering –, sind typische Spiegeltrinker; das heißt, sie trinken rund um die Uhr Alkohol (werden typischerweise auch nachts wach, um zu trinken), wodurch dauerhaft ein hoher Alkoholspiegel im Blut vorhanden ist, den sie schließlich wegen auftretender Entzugserscheinungen beibehalten müssen.

Wie oben beschrieben, haben Menschen zumindest intuitiv ein Gespür dafür, dass sie missbraucht werden. Nicht selten provozieren extreme Forderungen der Eltern geradezu Widerstand oder Trotz. Dass Verweigerung letztlich auch eine Form der Anpassung ist, wird sich zeigen.

Als Alternative zur bedingungslosen Anpassung an die Bedürfnisse der Eltern verweigern viele Kinder die erwünschten Leistungen. Sie brechen Schullaufbahnen und Ausbildungen ab, lassen

Begabungen bewusst verkümmern und zeigen auf diese Weise ihren Protest. Es entwickelt sich ein mehr oder weniger offener Kampf zwischen den Beteiligten. Mit der gesamten Energie, die zur Verfügung steht, wird dem Elternteil bewiesen, dass in dieser Weise mit einem nicht umzugehen ist. »Wenn du nur wolltest, dann könntest du ...!«, so die häufigen Vorwürfe von Eltern, die sich nicht erklären können, warum vorhandene Begabungen nicht genutzt werden. Wie zu erkennen ist, versuchen Kinder, dem elterlichen Missbrauch dadurch zu entkommen, dass sie genau das Gegenteil von dem tun, was von ihnen erwartet wird. Wenn die Eltern »A« sagen, tun sie »B«; sagen die Eltern »B«, tun sie »A«. Es ist offensichtlich, dass es auch hier um Anpassung geht – nämlich die Anpassung an das Gegenteil – und nicht um eine autonome Entscheidung.

Die Kämpfe zwischen Eltern und ihren Kindern können unerbittlich und unversöhnlich werden, mit tiefen Verletzungen auf beiden Seiten, ohne Verständnis dafür, dass das Kind nur eines im Sinn hat: Es will geliebt werden, so wie es ist! Da diese bedingungslose Liebe von den Eltern nicht zu haben ist, will es lieber auf jegliche Beziehung verzichten. Dies ist natürlich nicht möglich; denn die starken Hassgefühle, der unerledigte Konflikt werden es begleiten und eine negative Bindung an die Eltern aufrechterhalten.

Solche Eltern loben und beachten ein bestimmtes Verhalten und zeigen ihre Freude darüber. Lieben sie sich jedoch nicht lediglich selbst, wenn ihre Kinder nur dazu da sind, ihre Ziele zu verwirklichen? Und trotzdem werden sie immer behaupten, nur das Beste für ihr Kind zu wollen. Ihr Einsatz zeige doch deutlich, dass sie ihr Kind lieben. Wieder wird das Kind in eine zerstörerische Konfusion geraten. Muss es den Eltern glauben, die behaupten, alles aus Liebe zu ihm zu tun, oder darf es seiner Wahrnehmung trauen, dass die Eltern nur ihre eigenen egoistischen Ziele verfolgen? Weil jedes Kind eine große Sehnsucht nach elterlicher Liebe hat, wird es eher seiner Wahrnehmung misstrauen als der Behauptung der Eltern, dass sie es lieben.

Solche Kinder werden innerlich zerrissen und im Zwiespalt sein, ob sie sich den Bedürfnissen der Eltern anpassen oder protestieren und Leistung demonstrativ verweigern wollen. Auch als Erwachsene werden sie unsicher sein bezüglich der Berechtigung ihrer eigenen Bedürfnisse und derer anderer Menschen. Noch im

Erwachsenenalter stehen ihnen daher meist nur zwei entgegengesetzte Verhaltensweisen zur Verfügung: sich entweder den Forderungen anderer anzupassen und zu unterwerfen oder aber aus Trotz Verweigerung zu betreiben. Diese Zerrissenheit lässt sich meist nicht ohne Hilfe auflösen.

Menschen mit dieser inneren Problematik scheitern häufig. Sie versuchen zwar, frei zu werden von dem negativen Elternbild, kennen aber die richtigen Wege nicht. Sie leben in einem ständigen Gefühl der Unfreiheit: Wollen sie den Eltern beweisen, dass sie nicht solche Versager sind, wie sie prophezeiten, bleiben sie abhängig von deren Beurteilung. Es kommt dazu, dass sie leisten können, was immer möglich, die extrem hohen Erwartungen der Eltern können sie meist nie zufriedenstellen.

Je früher eine Störung der Eltern-Kind-Beziehung stattfindet, um so tiefer werden die Verletzungen sein. Von Bedeutung ist die Dynamik dieser frühen Verletzungen: Sie wirken wie ein Fluch, wie eine Prophezeiung, die sich immer wieder erfüllt (»self-fulfilling prophecy«). So sehr ein Mensch auch versucht, sich gegen diese inneren Feinde zu wehren, letztlich werden sie stärker sein.

Ein immer wieder zu beobachtender Vorgang ist, dass solche Menschen mit viel Energie erreichen, was gesellschaftlich anerkannt ist: Berufsausbildung, Familiengründung, geschäftlicher Erfolg – und auf mysteriöse Weise wird alles wieder zerstört! Sie scheitern, liegen am Boden, um dann, nachdem sie alles verloren haben, mit neuer Energie, mit verstärkten Kräften wieder ans Werk zu gehen. Sie schaffen mit unglaublichem Einsatz etwas Neues – das sie wieder zerstören müssen. Es ist, als wäre ein innerer Bremser vorhanden, der sie letztlich daran hindert, glücklich zu werden.

Schließlich bleibt noch eine letzte Form des Missbrauchs in der Familie zu erwähnen. Gemeint ist die Kindesmisshandlung, die, ähnlich wie die anderen Formen des Missbrauchs, ebenfalls dadurch zustande kommt, dass Eltern unfähig sind, ihre eigenen inneren Schwierigkeiten zu verarbeiten. Die Ausführungen können kurz gehalten werden, da die Folgen dem sexuellen Missbrauch sehr ähnlich sind.

Es ist ein Irrglaube, dass Kindesmisshandlung nur ein Problem der unteren sozialen Schichten sei. Richtig ist, dass alle gesellschaftlichen Schichten betroffen sind. Der Hintergrund der Kindesmisshandlung besteht häufig darin, dass Eltern selbst Opfer von exzessiver Gewalttätigkeit seitens ihrer Eltern waren oder zumindest selbst starke Ablehnung und Abwertung erfahren haben, die Aggressionen erzeugten, welche nicht verarbeitet werden konnten. Tief im Innern dieser Menschen finden wir unverheilte Wunden. Verstehen lässt sich Kindesmisshandlung am ehesten so, dass Eltern diese eigenen verletzten Anteile auf das Kind projizieren und sie dort bekämpfen.

Ähnlich wie bei sexuellem Missbrauch sieht sich das misshandelte Kind einer körperlichen Übermacht durch einen Elternteil gegenüber, der es hilflos ausgeliefert ist. Mitunter sind es geringfügige Anlässe, die zum Ausleben unkontrollierter Wut- und Hassgefühle in Form von körperlicher Gewalt führen. Die Strafen stehen in ihrer übersteigerten Härte in keiner Relation zum eigentlichen Vergehen. Manchmal liegt ein Vergehen überhaupt nicht vor, sondern es wird ein Anlass konstruiert, um Gewalttätigkeit zu rechtfertigen. Die Opfer lernen dadurch früh, dass das Leben unberechenbar ist.

Gefährlich sind auch suchtkranke Eltern, die nach exzessivem Alkoholgenuss aggressiv verstimmt sind und im Ausleben von Gewalttätigkeit Erleichterung suchen. Nicht selten müssen die Opfer der Misshandlung um ihr Leben bangen und erleiden panische Ängste. Die Persönlichkeit bricht unter dieser willkürlichen Gewalt zusammen.

Eine Möglichkeit, die grausamen Erfahrungen (scheinbar) zu bewältigen, ist, dass das Kind selbst zu der Überzeugung gelangt, die Strafe verdient zu haben. Es übernimmt die Einstellung des Täters und glaubt selbst, dass es schlecht sei. Dieser Mechanismus ist, wie schon beschrieben, unter der Bezeichnung »Identifikation mit dem Aggressor« bekannt. Das Kind nimmt Wut und Hass, die der Täter ungerechtfertigterweise gegen es richtet, förmlich in sich auf. Letztlich ist es der Hass des Täters gegen sich selbst, der dem Kind hier eingepflanzt wird.

Das Abspalten von Gefühlen ist auch hier ein häufiger Schutz-

und Abwehrmechanismus. Wie schon beim sexuellen Missbrauch beschrieben, verlassen Kinder förmlich ihren Körper und verspüren so Schmerzen und Angst nicht mehr. Die Gefühle sind wie abgestellt, und nicht selten wird der Aggressor noch provoziert: »Schlag ruhig, es tut überhaupt nicht weh!« Auf die grausamen Folgen dieses Abwehrmechanismus für die Seele wurde schon mehrfach hingewiesen.

## *Emotionaler Missbrauch in der Familie – abschließende Bewertung*

Emotionaler Missbrauch in der Familie zeigt deutliche Parallelen zum Allerleirauh-Schicksal. Die Opferidentität, die Unfähigkeit, sich aus falschen Sicherheiten zu lösen, psychosomatische Krankheiten, Selbsthass und besonders die Unfähigkeit, an entscheidender Stelle den eigenen Wahrnehmungen zu trauen, haben wir als Folgen des emotionalen Missbrauchs in der Familie erkannt. Die Therapie dieser Störungen kann sich durchaus an die Aussagen des Märchens anlehnen. So muss ein Weg gefunden werden, die innere Wut zum Ausdruck zu bringen, die zur Überwindung der Opferidentität verhilft. Die Aggressionen, die Betroffene immer wieder gegen sich selbst gerichtet haben, sollen in der Therapie unschädlich für sich selbst und andere ausgelebt werden. Hier helfen zum Beispiel Rollenspiele und Psychodrama, die eine Befreiung der Persönlichkeit fördern. Immer gilt es zu erkennen, dass das eigene Leben für sich selbst als höherwertig anzusehen ist als falsche Erwartungen und Ansprüche der Eltern (Überwindung der Schuldgefühle). Therapie sollte Trauerarbeit ermöglichen: wegen verpasster Chancen und Irrungen, vor allem aber über das ertragene Leid: Es geht um den Aufbau sicherer Grenzen gegen unberechtigte Ansprüche, die Entwicklung des inneren Königreichs zu einem selbstbestimmten Leben.

## *Exkurs: Sektenterror – eine andere Form von Seelenmord*



Seelenmord erfolgt nicht allein durch Missbrauch in der Familie. Es scheint mir sinnvoll, an dieser Stelle beispielhaft noch eine weitere Form von Missbrauch zu untersuchen: die psychische Vergewaltigung von Menschen, wie sie in Sekten geschieht. Dabei wird deutlich werden, dass viele Parallelen zum sexuellen Missbrauch zu beobachten sind. Es soll auch gezeigt werden, welch harte Methoden angewendet werden, um aus der erzeugten Abhängigkeit herauszuführen.

Verschiedene Sekten sind eigentlich kriminelle Vereinigungen, die Menschen, welche in ihren Bannkreis geraten, einer regelrechten Gehirnwäsche unterziehen. Dabei bedienen sie sich sehr subtiler Techniken, um die angestrebte Hörigkeit herzustellen. Meist sind es labile Personen, die von den Heilsversprechen angelockt werden. Sie sind oft schnell bereit, dafür ihre Entscheidungsfreiheit zu opfern, und lassen sich leicht für die Zwecke und Bedürfnisse der Leiter der Sekte missbrauchen. Die anfänglich wohlwollende und Geborgenheit vermittelnde Haltung der *Trainer* beziehungsweise Schüler des Meisters befriedigt genau die Defizite und geheimen Sehnsüchte der neuen Mitglieder.

Sobald in solcher Weise eine Vertrauensbasis hergestellt worden ist, schlägt die Stimmung um, und eine aggressive und gewalttätige Szenerie entsteht. Die Mitglieder werden zum Beispiel Züchtigungen unterzogen, sind Zeugen von Züchtigungen oder müssen selbst solche durchführen. Sie werden zu kriminellen Handlungen bis hin zum Mord gezwungen oder sind zumindest Mitwisser und haben sich dadurch selbst straffällig gemacht. Das Netz der Abhängigkeit wird immer enger gezogen, bis zuletzt der Betreffende selbst um sein Leben fürchten muss, da ihm bei Verletzungen von Regeln, beim Verrat von Geheimnissen der Sekte mit dem Tod gedroht wird. Durch ein gezieltes Terrorregime, in dem wahllos behauptet wird, dass Einzelne gegen die Regeln verstoßen haben, und willkürliche Bestrafungsrituale erfolgen, wird die Angst des einzelnen Mitglieds in einer Weise geschürt, die zu ständiger Todesangst und damit zu einem extremen Dauerstress führt. Es entsteht eine ähnlich fatale Komplizenschaft wie beim sexuellen Missbrauch.

*Erleichterung* von diesen panischen Ängsten kann der Betroffene nur durch totale Unterwerfung erreichen. Die eigene Persönlichkeit geht dabei verloren, und es entwickelt sich eine Hörigkeit, eine *Sucht nach Unterwerfung*. Sklavisch werden alle Befehle ausgeführt, Widerstand ist nicht möglich. Die Mitglieder verhalten sich bei den alltäglichen Anforderungen bald selbst völlig skrupellos, etwa beim Anwerben neuer Mitglieder oder beim Begehen krimineller Handlungen. Versucht ein Mitglied auszusteigen, wird es verfolgt und im Extremfall hingerichtet. Eigentlich wollen fast alle aus der Hörigkeit aussteigen, doch da sie durch eigene Delikte Gesetze übertreten haben, gestaltet sich dies besonders schwierig.

Das Entscheidende ist jedoch, dass durch den Terror, durch die ständige Todesangst die Seele ermordet wurde. Wie den Inzestopfern bleibt Mitgliedern solcher Sekten kein anderer Ausweg, als in allem nachzugeben, ihre Persönlichkeit zu opfern und sich dem Aggressor zu unterwerfen, ja, sich sogar mit ihm zu identifizieren. Erst wenn der Aggressor spürt, dass der Wille völlig gebrochen ist, kann er mit seinem Terror nachlassen, doch die Drohung bleibt bestehen: Es gibt keine Änderung und jeder Widerstand ist zwecklos.

Die Bedrohung, die von diesen kriminellen Vereinigungen ausgeht, wird viel zu häufig unterschätzt. Die Opfer erwartet nicht nur absolute Abhängigkeit und ein Abgleiten in die Kriminalität, sondern auch der Verlust von materiellem Besitz, emotionale Verelendung und nicht selten Suchtmittelabhängigkeit.

Die Möglichkeiten, aus den Klauen einer solchen Sekte herauszukommen, sind gering. In den USA beauftragen wohlhabendere Familien, deren Kinder in die Hörigkeit von Sekten geraten sind, nicht selten erfahrene Kenner der Situation, die mit illegalen Mitteln das *austreiben*, was die Sekte in ihr Mitglied *eingebrannt* hat. Das Sektenopfer wird erneut einem Terror ausgesetzt, diesmal allerdings mit dem Ziel auszurotten, was die Sekte eingepflanzt hat. Mit ähnlichen Mitteln wie diese, zum Beispiel mit pausenlosem Anschreien in Form wüster Beschimpfungen, durch Schlafentzug und Verweigern der Nahrung, wird der Sektenanhänger erneut gepeinigt, um die Sektenidentität zu zerstören. Die Erfahrung hat gezeigt, dass freundliches, wohlmeinendes Zureden und logisches Argumentieren völlig wirkungslos sind. Erst nach dieser äußerst schmerzhaften Prozedur, die mit der Härte eines Heroinentzugs vergleichbar ist, kann die Realität wieder wahrgenommen werden. Erst jetzt, da er Abstand davon gewonnen hat, vermag der Betroffene die Situation, in der er sich befand, in ihrer ganzen Tragweite zu erkennen.

Nun kann die Persönlichkeit wieder aufgebaut werden. Doch es reicht nicht aus, dass eine Befreiung aus der Sektenidentität stattgefunden hat, vordringlich sind die Fragen: Was hat gefehlt? – Wieso ist jemand von der Sekte abhängig geworden? – Welche inneren Defizite sind vorhanden? Kinder aus wohlhabenden Familien suchen in Sekten oft eine Alternative zur Überbewertung materieller Güter und äußerer Symbole wie Macht und Reichtum bei fehlender emotionaler Wärme und Zuneigung. Ihr Leben ist übersättigt von materiellen Dingen und Äußerlichkeiten, so dass eine Leere und Gefühle der Sinnlosigkeit entstehen, die in der Anfangsphase der Sektenzugehörigkeit scheinbar aufgehoben werden.

Ob dieses harte Vorgehen beim Brechen der Hörigkeit gerechtfertigt ist und moralisch verantwortbar, darüber lässt sich streiten. Eine Bewertung soll an dieser Stelle nicht vorgenommen werden. Von Bedeutung ist hier nur die Kenntnis der Mechanismen, die bei Seelenmord wirksam werden und eine oft schwer verständliche Abhängigkeit erzeugen.

# TEIL 3
# *Sexueller Missbrauch und Sucht*

Der nachfolgend wiedergegebene Brief eines männlichen Missbrauchsopfers soll den Zusammenhang zwischen sexuellem Missbrauch und dem Symptom der Sexsucht, einer seelischen Abhängigkeitskrankheit, die die ursprüngliche Abhängigkeit vom Täter überlagert, deutlich machen. Ich veröffentliche dieses intime Geständnis über den Weg in die Sexsucht mit der Genehmigung des Schreibers. Es gewährt einen Einblick in die innere Qual und Not eines Betroffenen und soll auch dazu beitragen, Vorurteile abzubauen und das Krankheitsbild der Sexsucht besser zu verstehen. Es handelt sich um einen Brief, den Herr K. verfasste, als er nach mehreren gescheiterten Selbsthilfeversuchen und abgebrochenen Therapien nicht mehr weiterwusste.

Sehr geehrte Dame!
Sehr geehrter Herr!

Ich wende mich an Sie, weil ich Hilfe brauche und einfach nicht mehr weiterweiß. Durch ein Kindheitserlebnis vor 33 Jahren (!) bin ich in meinem Leben dermaßen stark beeinträchtigt, dass ich mit zunehmendem Alter lebensuntüchtig wurde.

In der Vergangenheit unternahm ich zweimal den Versuch, mir Hilfe von außen zu holen. Leider ohne Erfolg! Ich wurde von niemanden ernst genommen.

Zunächst möchte ich Ihnen den o. g. Vorfall schildern und im Anschluss daran meine Reaktion.

Sommer 1959, kurz vor meinem sechsten Geburtstag: Meine Mutter hatte einen neuen Freund kennengelernt. Ich mochte ihn sofort. Er war groß, schlank und hatte pechschwarzes Haar. Vom ersten Augenblick an war er sehr freundlich und aufmerksam zu mir. Es verging kein Tag, an dem er nicht mit mir spielte. Die Zeit und Lust dazu hatte er ständig.

Irgendwann kaufte er sich für sein Fahrrad einen Kindersitz und brachte zusätzlich zwei Wasserpistolen mit. Von nun an fuhr er täglich mit mir spazieren. Am häufigsten hielten wir uns im Wald auf, in dem wir ausgelassen spielten.

Dann kam der Tag, an dem er sich absichtlich so gut versteckt hielt, dass ich ihn nicht finden konnte. Plötzlich überkam mich eine unheimliche Angst und Panik. Ich fing an zu weinen und schrie nach ihm, aber er ließ sich nicht sehen.

Erst nach langer Zeit kam er aus seinem Versteck hervor, lachte mich aus und machte sich lustig über mich. Von da an hatte er mich so weit, wie er mich haben wollte.

Es dauerte nicht mehr lange, und er zeigte mir, wie man sich selbst befriedigt. Von diesem Zeitpunkt an musste ich es jeden Tag vor ihm machen. Er verlangte von mir, dass ich es mehrmals hintereinander machen sollte.

Immer wenn der kleine Körper es nicht mehr konnte, schlug er mich. Hierfür nahm er den mit scharfkantigen Glasperlen besetzten Ledergürtel seiner Nietenhose und zerschlug mir den Rücken. Für den Fall, dass ich irgendjemandem davon erzählte, drohte er, mich totzuschlagen. Meine Körperpflege übernahm von da an er.

Dieses Martyrium wurde endlich beendet, als ich zu Besuch bei meinen Großeltern war und ich meinen zerschundenen Körper vor der Großmutter nicht mehr verstecken konnte. Nach anfänglichem Sträuben erzählte ich ihr ängstlich von den Misshandlungen. Daraufhin ging sie mit mir zum nahe gelegenen Polizeirevier. Der Beamte befragte mich intensiv und versicherte mir, dass ich keine Angst zu haben brauchte, denn der »Kerl« komme sofort ins Gefängnis.

So war es denn wohl auch. Ich sah diesen Mann nie wieder, brauchte auch nicht zur Verhandlung zu gehen. Seinen vollständigen Namen weiß ich allerdings heute noch!

Für die Erwachsenen war damit der Fall erledigt. Sie hatten ihre Pflicht getan. Vermutlich bekam er eine Freiheitsstrafe. Meiner Mutter wurde das Aufenthaltsbestimmungsrecht entzogen, und ein Mitarbeiter des Jugendamtes brachte mich unterernährt, mit offenen, eitrigen Beinen, zerschlagenem Rücken und weiteren Mangelerscheinungen zu meinen Großeltern – das war's!

Nach dieser getanen Pflicht kümmerte sich keiner mehr um diese Vorkommnisse. Im Gegenteil: Meine durch diesen Mann hervorgerufene Triebhaftigkeit wurde, wenn ich ihr nachkam, bestraft. Meine Großmutter achtete darauf, dass ich ja mit den Händen über der Bettdecke einschlief. Als jedoch alle gutgemeinte Aufmerksamkeit sowie Drohungen mit Bibelzitaten nicht reichten und sie mich trotzdem immer wieder beim Onanieren erwischte, griff sie zu einem sehr harten Mittel: In unserem Dorf lebte ein Mann, der als Knecht bei einem Bauern arbeitete, von Geburt an einen Buckel hatte und ein Bein nachzog. Als dieser an unserem Haus vorbeiging, nahm sie mich bei der Hand, zog mich ans Fenster und sagte: »Sieh dir den an, so sieht ein Mensch aus, der von Gott wegen seines liederlichen Lebenswandels bestraft wurde!« Das saß! 

Von nun an hatte ich ein noch schlechteres Gewissen, wenn ich mich anfasste, als vorher. Nicht nur die Menschen, die ich liebte, waren zornig auf mich, sondern nun auch noch der liebe Gott!

Es war der Anfang der Heimlichkeiten, des Schummelns, der Lügengeschichten, des »Nicht-darüber-Sprechens«; und alles mit einer unsagbaren Angst und einem überaus schlechten Gewissen.

Mein Sexualtrieb war jedoch nun so stark, dass ich alle Möglichkeiten nutzte, um eine wie auch immer geartete Befriedigung zu erlangen.

So hatte ich Ende der Grundschulzeit großen Erfolg bei Mädchen in unserer Umgebung. Mit ihnen hatte ich schon als Elfjähriger Geschlechtsverkehr.

Mein ganzes Denken und Handeln bezieht sich seit damals bis ins heutige Alter nur auf Sexualität. Ich suchte nur noch Kontakt zum anderen Geschlecht. Niemals machte ich das, was andere Jungen beziehungsweise Männer taten, wie zum Beispiel Fußballspielen oder Ähnliches.

Immer weniger war ich in der Lage, mich auf etwas anderes als auf Sex zu konzentrieren. Alles, was ich tat, bezog sich darauf. Selbst Bücher, Magazine, Zeitschriften, Filme, Kneipenbesuche, Selbsthilfegruppen, Arbeitsstellen usw. suchte ich immer nur unter diesen Gesichtspunkten aus. Mit nichts anderem konnte ich mich bisher über einen längeren Zeitraum beschäftigen.

Meine erste Lehrstelle verlor ich, weil ich einem sexuellen Erlebnis nachjagte.

Um Erotik oder Sex wenigstens teilweise zu erleben, stahl und log ich, unterschlug und betrog. Ich bin ein hervorragender Schauspieler, wenn es darum geht, ein sexuelles Erlebnis herbeizuführen. Die Quelle meiner Tricks ist schier unerschöpflich, um hier aktiv zu werden.

Selbst Streit, der Verlust einer Arbeitsstelle oder eines Menschen, der mich liebt, ist mir egal, wenn ich die Möglichkeit sehe, meinen Trieb auszuleben.

So rief ich bei meiner damaligen Ehefrau mit aller Kraft einen künstlichen Streit hervor, bis es soweit war, dass ich »auszog«. Es war oftmals so, dass ich meine Koffer packte, mein anteiliges Geld mitnahm und die gemeinsame Wohnung verließ. Nachdem ich erreicht hatte, was ich wollte, kam ich wieder bei meiner Frau angekrochen.

Dieses Spiel wiederholte ich innerhalb eines Jahres mehrfach. Ich war nicht in der Lage, mich dagegen zu wehren. Jedes Mal wurde ich nervös und aggressiv.

Bei der Auswahl meiner Geschlechtspartnerinnen war es mir egal, wer, was oder wie sie waren. Mich interessierte weder ihr Alter noch ihr Aussehen.

Moralische Bedenken waren mir fremd. Nicht einmal vor meiner Schwester, meiner Schwägerin, meinen Tanten, meiner Cousine, den Frauen von Freunden, Schulkameradinnen meiner Kinder, der Frau oder Tochter des Nachbarn, Freundin oder Mutter meiner jeweiligen Freundin ... machte ich halt, es war mir egal. Selbst das frühe Eingehen einer Ehe mit einer sexuell sehr freizügigen und aufgeschlossenen Frau brachte keinen Stillstand dieses Extrems.

Ewig auf der Suche nach sexueller Befriedigung, war ich nicht in der Lage, mir ein »vernünftiges« Leben (Beruf, Familie, Hobbys, Freunde usw.) aufzubauen. Ich entwickelte ein immer stärker werdendes »Suchtverhalten« und ließ dabei alle anderen Fähigkeiten verkümmern.

Das Endresultat ist, dass ich mein bisheriges Leben zerstört habe, vollkommen vereinsamt bin und bis an die Schädeldecke vollgepfropft bin mit Komplexen und Angstgefühlen, die es mir unmöglich machen, ein normales und ausgefülltes Leben zu führen.

Sehr früh fing ich zudem noch an, mich mit Hilfe von Alkohol so zu geben, wie ich gerne wäre. Mit seiner Hilfe schaffte ich es, meinen Bedürfnissen nachzukommen. Da ich gesellschaftlich immer weniger zu bieten hatte, fiel es mir immer schwerer, meinem triebhaften Verhalten nachzukommen. Nur unter extrem großem Aufwand psychischer und physischer Kräfte war mir dies möglich. Diese Gier hat mir meine ganze Energie genommen.

Im Laufe der Zeit zeigten sich dann drei bedeutende Sexualverhalten:

Einmal ist es der Voyeurismus. Oftmals ist nur das Beobachten befriedigender als alles andere. Um diese Art der Befriedigung zu erlangen, brachte ich mich in der Vergangenheit in äußerst peinliche Situationen. Zudem bewirkt diese Veranlagung ein zusätzlich schlechtes Gewissen. Denn selbst in unserer Zeit gilt ein Spanner immer noch als pervers.

Zweitens ist es mein Verlangen nach jungen Mädchen. Für mich gibt es nichts Schöneres, als solch eine sogenannte Kindfrau erleben zu dürfen. Ich bin fasziniert von solch einem jungen und sauberen Körper. Mein sexuelles Verhalten zu solch einem Mädchen unterscheidet sich sehr von dem zu einer reiferen Frau. Allerdings spielt sich hier nur noch in der

Phantasie etwas ab. Denn aufgrund meines Alters wird sich höchstwahrscheinlich solch ein Traum nicht mehr erfüllen lassen.

Des Weiteren neige ich stark zum Fetischismus. Die Intimwäsche einer weiblichen Person spricht mich total an und bringt meine Phantasie zum Überschäumen.

Hinzu kommen noch meine anormalen Sexpraktiken. Selbst in einer festen Partnerschaft bei überdurchschnittlich häufigem Verkehr brauche ich die Selbstbefriedigung, die an manchen Tagen ein halbes Dutzend Mal überschreitet.

Schon nach kurzer Zeit befriedigt mich der Verkehr mit derselben Partnerin immer weniger. Mit zunehmendem Alter verhielt es sich so, dass ich nach dem Verkehr eine unheimliche Leere verspürte. Hinzu kam, dass ich immer öfter keine Erektion beziehungsweise keine Ejakulation erreichte.

Heute bin ich psychisch so weit, dass ich starke Potenzstörungen habe. Es machte mir nicht allzu viel aus, wenn nicht der Kopf immer noch auf sexuelle Erlebnisse ausgerichtet wäre. Es ist, als wäre da ein großes Loch entstanden, das ich nicht einfach mit anderen Dingen füllen kann.

Mein Leben wird einzig und allein von meinen Ängsten bestimmt. Ich verlor fast gänzlich den Kontakt zu meinen Mitmenschen. Es fällt mir zunehmend schwerer, in der Öffentlichkeit aufzutreten. Unbekannte Menschen und Situationen machen mir dermaßen angst, dass es zu Schweißausbrüchen und Herzrasen kommt. Meine Hände und Beine zittern mitunter so stark, dass ich glaube zusammenzubrechen.

Genau dasselbe Verhalten zeigt sich auch bei Streit. Hier reicht es schon, wenn ich nur annehme, es gibt eine Auseinandersetzung.

Ich bin nicht in der Lage, meine Ansprüche anzumelden, und schon gar nicht, sie durchzusetzen. Ich kann mich einfach nicht behaupten. Mein Selbstwertgefühl ist vollkommen im Keller.

Ich traue mir nichts mehr zu, weder privat noch beruflich. Selbst einfache alltägliche Situationen kann ich nicht mehr bewältigen.

Ich kann auf Dauer keine Liebe geben und schon gar nicht annehmen. Wenn mir jemand sagt, er mag oder liebt mich, glaube ich es nicht.

Ich sehe nichts Schönes mehr, empfinde keinerlei Freude. Meine Zukunft sehe ich wie einen dunklen, nie endenden Tunnel, ohne auch nur ein Licht zu ahnen. Jede wache Minute ist geprägt von meiner negativen Denkweise. Früher konnte ich wenigstens noch weinen, das ist inzwischen vorbei. Jetzt habe ich lediglich einen »Frosch im Hals«, und die

Augen sind benetzt. Zu einem Ausbruch kommt es nicht mehr, daher bin ich bis in die Haarspitzen vollgepumpt. Durch dieses Verhalten mache ich mir und anderen alles mies. Es ist so weit, dass sie in meiner Nähe die Hölle erleben. Das jüngste Beispiel ist die Beendigung einer langjährigen Partnerschaft mit meiner letzten Freundin: Als ich sie kennenlernte, war ich von ihr begeistert. Es war angenehm in ihrer Nähe. Sexuell war sie für mich das, was ich immer gesucht hatte, obwohl oder gerade weil sie 14 Jahre jünger ist als ich. Ich fasste sie gern an und ließ mich auch gern anfassen. Mit ihren drei Kindern kam ich sehr gut zurecht. Ihre Eltern nahmen mich vorbehaltlos an. Ich war happy, und ich ließ es jeden wissen. Mit ihr wollte ich eine neue Familie gründen, eine größere Wohnung haben. Alles in allem war ich glücklich. Aber dann machten sich zunehmend wieder meine Ängste breit. Ich fing an, nur noch negative Punkte bei ihr, bei mir, bei den Kindern und im gesamten Umfeld zu suchen. Das, was mal schön war, wich jetzt nach und nach dem Negativen. Ich begann, mir die Zukunft nur noch schwarz auszumalen. Nun hatte ich Angst, ihren und meinen Kindern nicht mehr gerecht zu werden, zog mich aus ihrer Familie zurück und war innerlich nicht mehr bereit, Verantwortung zu übernehmen. Ich wandte mich von ihr ab und fand immer weniger Freude am Verkehr mit ihr. Immer häufiger verletzte ich sie und ließ anderen Personen mehr Aufmerksamkeit und Freundlichkeit zukommen als ihr. Irgendwann hat sich dann dieses Negative in meinem Kopf so stark manifestiert, dass ich es als real empfand. Nach zwei Jahren war dann endgültig Schluss.

Diesen Mechanismus kenne ich aus vielen anderen Situationen, nicht nur in der Partnerschaft. Ich kenne diese Reaktion genau und weiß, welche negativen Wirkungen sie hat. Trotzdem kann ich mich nicht dagegen wehren. Mit diesem Verhalten stieß ich bisher jeden Menschen von mir weg: meine Exfrau, meine Kinder, meine Geschwister und einige Freundinnen. Warum? Ich weiß es nicht! Vielleicht will ich mich damit bestrafen, treffe aber auch immer den anderen. Jedenfalls, am Ende zerstöre ich mich immer selbst damit.

Ebenso extrem ist mein Verhalten, wenn ich abgelehnt werde oder das Gefühl habe, abgelehnt zu werden. Ich kann einfach nicht damit umgehen, »verstoßen« zu werden. Schon meine Großmutter wollte mich, als ich 14 Jahre war, nicht mehr zurückhaben. Sie lehnte mich mit den Worten ab: »Jetzt bist du versaut!«, und somit kam ich ins Heim.

Jedes Mal wenn ich aus einem der Heime ausriss, lief ich zu meinen Eltern. Und jedes Mal umarmte und küsste mich meine Mutter mit den

Worten: »Mein Schatz, ich liebe dich.« Ich bekam zu essen, etwas Geld und Zigaretten. Wenig später war die Polizei da, um mich wieder ins Heim zu verfrachten. 

Meine Exschwiegereltern mochten mich nicht und ließen es mich fühlen. Achtzehn Jahre lang musste ich das ertragen. Bei jedem Besuch von ihnen ging es mir schlecht, und ich war nicht in der Lage, mich zu wehren. Bis zum Schluss wusste ich nicht, wie ich die Mutter meiner Frau ansprechen sollte. Und immer wieder war ich freundlich und biederte mich mit Geschenken und Aufmerksamkeiten an.

Selbst meine Exfrau belog mich. Immer wieder sagte sie, dass sie mich liebe, dass es sie nicht störe, dass ich kleiner sei als sie – bis zu dem Moment, wo sie einen anderen kennenlernte, der genau das Gegenteil von mir war. Er war größer, stärker, sowohl psychisch als auch physisch. Er konnte tanzen, trat gut und sicher auf.

So ging es mir auch in anderen Liebesbeziehungen. Erst die großen Liebesbezeugungen und danach ein Neuer, der das genaue Gegenteil von mir war!

Das sind unter anderem auch die Gründe, nicht mehr glauben zu können, wenn jemand sagt, er liebe mich.

Ich habe das Empfinden, dass die Menschen nur so lange bei mir bleiben, bis sie ausreichend Selbständigkeit erreichen beziehungsweise genügend Unterstützung durch andere erhalten.

Was noch erwähnenswert ist, ist mein Panzer, den ich mir im Laufe der Jahre aufbaute, um meine Komplexe vor anderen zu verstecken.

Alle meine ehelichen Kinder sind nicht getauft. Meinen Kindern und meinen Mitmenschen gegenüber erklärte ich, dass ich gegen Kindstaufe sei und ich den Kindern überließe, ob sie der Kirche beitreten wollten oder nicht.

Einige Beerdigungen von Menschen, die mir irgendwie nahestanden, besuchte ich nicht, auch nicht die Beerdigung meiner Mutter. Ich begründete dies damit, dass wir kein Mutter-Kind-Verhältnis gehabt hätten und es jetzt zu spät sei.

An keiner der Hochzeiten meiner Geschwister oder Bekannten nahm ich teil. Ich sagte ab, weil ich grundsätzlich nicht zu solchen kirchlichen Feierlichkeiten gehe.

Körperlichen Auseinandersetzungen wich ich aus mit dem Hinweis, Gewalt abzulehnen.

Für meine Mitmenschen lauter einleuchtende Erklärungen! Die Wahrheit ist, dass ich einfach zu feige war!

Vor genau zehn Jahren stand ich vor annähernd derselben Erkenntnis. Die Reaktion darauf war ein Suizidversuch. Obwohl ich es ernst meinte, blieb es nur beim Versuch, denn ich verkalkulierte mich mit der Wirkung der Tabletten. Wahrscheinlich würde ich heute einen Selbstmordversuch nicht wiederholen, da ich zu viel Angst(!) vor dem Sterben habe. Jedoch habe ich Angst, schon zu Lebzeiten tot zu sein, Angst vor dem gänzlichen psychischen Verfall. Ich möchte nicht so enden wie meine Mutter!

Versuchen wir diese Entwicklung zur Sexsucht tiefer zu verstehen, dann müssen wir uns in das kleine Kind von sechs Jahren einfühlen. Zunächst ist deutlich, dass die Beziehung zu den Eltern gestört ist: Der Vater ist nicht vorhanden, die Mutter in erster Linie mit ihren Liebhabern beschäftigt. Herr H. ist häufig sich selbst überlassen – eigentlich ist er überflüssig. Gefühlsmäßig verhungert er geradezu, und so wird ihn sein Hunger nach Liebe lebenslänglich begleiten. Die Aufmerksamkeit, die ihm der Freund der Mutter zukommen lässt, ist für ihn etwas Wunderbares. Da ist jemand, der sich intensiv um ihn kümmert, der ihn spüren lässt, dass er wichtig ist, der genau das ersetzt, was ihm die Mutter nicht geben konnte. Entscheidend ist, dass er zum ersten Mal das Gefühl hat, wirklich geliebt zu werden; dies suggeriert der spätere Missbraucher. Sein Interesse gilt in Wirklichkeit nicht der Person, und seine Gefühle haben mit tatsächlicher Liebe nichts gemeinsam. Sie haben nur ein Ziel: sexuelle Ausbeutung. Dies wird jedoch von dem Sechsjährigen nicht verstanden, vielmehr muss er die Gefühle für echt halten. Seine Liebesgefühle werden missbraucht.

Wie entscheidend erste sexuelle und Liebeserfahrungen sind, lässt sich an diesem Fall erkennen. Sie wirken prägend für alle weiteren Erfahrungen. Der Zwang zur Wiederholung entwickelt sich in der Realität so, dass der Patient nun seinerseits Liebesgefühle vortäuschte, um seine sexuelle Gier zu befriedigen. Sehr schnell lernte er die Schwächen und heimlichen Sehnsüchte seiner Mitmenschen erkennen und entwickelte immer perfektere Methoden der Suggestion von Liebesgefühlen. Mit diesen Fähigkeiten war er, wie er selbst erkannte, eine Gefahr für seine Mitmenschen. Natürlich wusste er, dass seine Gefühle völlig unecht waren, daher setzte er dasselbe bei den Partnerinnen voraus und konnte auch ihren Gefühlen nicht trauen. Hinter seiner Gier war das Bedürfnis nach echter Liebe und wirklicher Zuneigung immer vorhanden, ohne dass er es befriedigen konnte. 

Betrachten wir die Entwicklung in einem größeren Zusammenhang, dann sucht der Patient immer noch die Liebe der Mutter. Wie in seinen Schilderungen deutlich zu erkennen ist, musste er diese schmerzlich vermissen. Für eine gesunde emotionale Entwicklung ist die frühe Bindung an die Mutter wesentlich. Die unbedingte Liebe, die der Säugling und das Kleinkind in der ersten Lebensphase von der Mutter nicht erfährt, lässt solch extremen Hunger nach Liebe entstehen. Auf diese Weise wurde der Patient anfällig für die Opferrolle und für sexuellen Missbrauch. Die »Liebe« seines Missbrauchers füllte scheinbar die Lücke, die die nicht erfahrene Mutterliebe hinterlassen hatte.

Den Missbrauch, den der Patient an vielen Frauen seinerseits verübte, kann man auch als Rache verstehen, die er an ihnen, stellvertretend für die Mutter, nahm. Während der Therapie beschrieb er starke Hassgefühle, die er allen Frauen gegenüber habe. Natürlich mussten auf dem Hintergrund seiner Entwicklung alle Versuche, echte Liebe und Zuneigung zu erfahren, scheitern. Die Heilung des inneren Kindes, das von der Mutter nicht angenommen wurde, war in der Therapie ein wichtiges Thema.

*Merkmale der Sexsucht*

Wie bei jeder Suchtkrankheit ist ein wesentliches Merkmal der Sexsucht der Verlust der Kontrolle über das süchtige Verhalten. Ein weiteres wesentliches Kriterium einer Sucht ist der Verlust der Befriedigung. Esssüchtige erreichen zum Beispiel trotz extremer Essexzesse keine Sättigung, bei Alkoholikern stellt sich ebenfalls trotz extremer Alkoholmengen die gesuchte Beruhigung nicht mehr ein, bei Sexsüchtigen bleibt nach Geschlechtsverkehr nur ein quälendes Leeregefühl, das zu erneutem Zwangsverhalten – Suchtverhalten – zwingt.

Sexsüchtige suchen durch »Liebe« und Sexualität innere Probleme zu bekämpfen, zum Beispiel Schmerz, Enttäuschung, Angst, Hass, um die wichtigsten zu nennen. Natürlich flüchten auch andere Menschen mitunter in Sex- und Liebesabenteuer, um ihre inneren Schwierigkeiten zu vertuschen, aber anders als bei Süchtigen erleben sie keinen Kontrollverlust.

Weitere Parallelen zu anderen Suchtformen werden in der

Selbstschilderung deutlich: depressive Verstimmungszustände; der seelisch-moralische Verfall; der Verlust von Wertvorstellungen; Suizid oder Suizidabsichten; Verlust persönlicher Beziehungen; die Unfähigkeit, zielgerichtet ein befriedigendes Leben aufzubauen: Beruf, Freizeit, Hobby, Freundschaften; Umsteigen auf andere Suchtmittel, in diesem Falle Alkohol; ein chronisches Gefühl der Leere oder Langeweile. Gegen dieses Gefühl der Leere wird Sex wie eine Droge eingesetzt.

Sexsucht ist eine Krankheit, die wie jede andere Sucht nur mit Abstinenz zum Stillstand gebracht werden kann. Da das Suchtverhalten zwanghaft ausgeübt werden muss, ist ein Verzicht nur unter großen Schwierigkeiten möglich. Es ist mit depressiven Verstimmungen zu rechnen, die Betroffene allein nicht ertragen können. Sie benötigen Unterstützung in Form einer Orientierung und Ermutigung sowie häufige Kontakte, die ihnen über die Entzugsphase hinweghelfen. Insgesamt ist mit ähnlichen physischen und psychischen Qualen zu rechnen, wie sie Alkohol- und Drogenabhängige während des Entzugs vom Suchtmittel ertragen müssen: die Panik vor innerer Leere, die sich ins Unermessliche zu steigern scheint, wenn Sexsüchtige abstinent werden, sowie die Zweifel, ob ein Leben ohne Suchtmittel, ohne Sex überhaupt vorstellbar ist. Das zwanghafte Ausleben des Suchtverhaltens ist ein unverzichtbar erscheinender Teil der persönlichen Identität geworden.

Starke Schamgefühle halten viele Betroffene davon ab, fachliche Hilfe zu suchen. Wie bei anderen Süchten auch, ist Krankheitseinsicht schwierig und nur zu erreichen, wenn der Betroffene in einen Zustand völliger Verzweiflung geraten ist. Auch hier ist die Kapitulation vor der Tatsache, suchtkrank und damit dem Suchtmittel in absoluter Weise ausgeliefert zu sein, der Beginn einer Behandlungsmotivation.

In der psychotherapeutischen Praxis treffen wir auf immer mehr Menschen, die Partnerbeziehungen in süchtiger Weise missbrauchen, um ihre emotionalen Defizite auszugleichen.[7]

Wie sich zeigen wird, hat Beziehungs- oder Liebessucht viele Ähnlichkeiten mit Sexsucht. Das Suchtmittel ist nicht Sex, sondern der Versuch, die inneren Defizite über Liebesgefühle zu bekämpfen. Nicht selten steckt hinter diesem Suchtverhalten emotionaler oder sexueller Missbrauch.

In der ersten Phase dieser Beziehungen werden kurzfristig positive Gefühle erlebt. Doch schnell wird die Beziehung zerstörerisch, und es entwickelt sich eine Abhängigkeit mit hörigem Charakter. Obwohl die Betroffenen extrem unter dieser Beziehung leiden, sind sie unfähig, sie zu beenden. Dies ist nur möglich, wenn eine neue Beziehung eingegangen und quasi gegen die alte eingetauscht wird. Auch in der neuen Beziehung werden sich die hörigen Verhaltensweisen bald einstellen. Beziehungen dieser Art werden erpresserisch und sind von ständigen Machtkämpfen gekennzeichnet. Exzessiver Suchtmittelkonsum, Gewalttätigkeit, Vergewaltigung, Suiziddrohung oder demonstrative Suizidversuche sind weitere Kennzeichen der Beziehungssucht.

Liebe und Abhängigkeit werden oft verwechselt. Menschen, die sich extrem zu einem Partner hingezogen fühlen, glauben, ihn aus diesem Grunde auch zu lieben. Sie halten ihre Unfähigkeit, sich zu trennen, geradezu für einen Beweis der Liebe in der Partnerschaft. Die Frage »Was lieben Sie denn an Ihrem Partner/Ihrer Partnerin?«, »Was ist an Ihrem Partner für Sie noch liebenswürdig?« – denn zur Liebe gehört doch die Liebenswürdigkeit – wird mit Erstaunen registriert, und oft kommt die ausweichende Antwort: »Früher war es einmal schön, er/sie hat auch positive Eigenschaften.« Bei genauer Betrachtung bleibt aber wenig Positives übrig, im Gegenteil! Der zerstörerische Charakter der Beziehung führt zum Verfall der Persönlichkeit. Hass, Panik und Aggression scheinen unüberwindlich. Der mörderische Beziehungskampf treibt Menschen nicht selten in den Suizid.

---

7 Häufig ist der Hintergrund dieser Symptome eine Borderline-Störung. Siehe dazu H.-P. Röhr: Weg aus dem Chaos. Das Hans-mein-Igel-Syndrom oder Die Borderline-Störung verstehen. 9. Aufl., Patmos, Düsseldorf 2006.

Betrachten wir diese Beziehungsgestaltung in einem größeren Zusammenhang, wird deutlich, dass hier zwei Menschen versuchen, ihre gefühlsmäßigen Probleme und Defizite mittels einer Partnerschaft zu lösen. Ähnlich wie ein Süchtiger mit einer chemischen Substanz versucht, sich an einer tatsächlichen Lösung seiner Probleme vorbeizudrücken, suchen Beziehungssüchtige, ihre Defizite mit einer Partnerschaft zu kompensieren. Die Beziehung wird von den Betroffenen aber nicht als ungeeigneter Lösungsversuch für innere Konflikte und Defizite erkannt. Grundsätzlich suchen sie die Ursache für ihr Elend im (Fehl-)Verhalten des Partners. Die Parallelen zu anderen Suchtkrankheiten sind wiederum sehr deutlich. Dies gilt in erster Linie dafür, dass eine Beziehung zwanghaft aufrechterhalten wird (Kontrollverlust), obwohl objektiv die Nachteile bei weitem überwiegen.

Eine psychotherapeutische Behandlung der Beziehungssucht ist nur möglich, wenn der Patient/die Patientin bereit ist, auf die süchtige Beziehung zu verzichten (abstinent zu werden). Während der stationären Therapie, zum Beispiel einer Suchttherapie, fixieren sich solche Patienten rasch auf ein anderes Gruppenmitglied und sehen dann keine Notwendigkeit der Veränderung. Sie beschäftigen sich mit dieser Beziehung in gleicher Weise wie mit den früheren, und ihre Gedanken drehen sich wiederum fast ausschließlich um die Partnerschaft.

Bei sexuellem Missbrauch kommt dem Selbsthilfeaspekt große Bedeutung zu. In den letzten Jahren haben sich verschiedene Organisationen gebildet.

Selbsthilfegruppen betreiben Aufklärung und verschaffen den Opfern auf unterschiedliche Weise Gehör. Sie bieten einen Raum, in dem Betroffene offen über ihre traumatischen Erfahrungen sprechen und erleben können, dass sie mit ihrem Trauma nicht allein sind. Frauen wie auch Männer, die sich bereits weiterentwickelt haben, sind Modelle, an denen sich neue Mitglieder orientieren können. Die Mitarbeit in einer Selbsthilfegruppe ist zu empfehlen, allerdings muss die Gruppe sorgfältig geprüft werden.

Es kann vorkommen, dass in Selbsthilfegruppen Männerhass forciert wird. Von einigen betroffenen Frauen wurde berichtet, dass sie zu lesbischen Praktiken animiert oder überredet wurden. Wenn es darum geht, starke Hassgefühle zu mobilisieren, kann es durchaus eine sinnvolle Phase der Entwicklung darstellen, diese auf alle Männer auszudehnen. Das Ziel ist aber immer die Überwindung solcher Hassgefühle. Radikale Frauengruppen, die mit Sprühdosen und Knüppeln Anschläge auf Pornokinos verüben, machen sich nicht nur strafbar, sondern bleiben letztlich in ihrer Entwicklung stehen. Es geht um die Entwicklung von Liebesfähigkeit und einer befriedigenden Sexualität. Aus fachlicher Sicht kann Selbsthilfe in aller Regel eine psychotherapeutische Behandlung der schweren Symptome nicht ersetzen, in vielen Fällen jedoch sinnvoll ergänzen.

DEUTSCHLAND

*Borderline – Anonymous Gruppen*
Anonyme Borderliner Interessengemeinschaft e. V. (BA)
Kontaktstelle
Postfach 10 02 34, 70002 Stuttgart
Internet: www.borderliners-anonymous.de

*Hilfeportal Sexueller Missbrauch*
Informationen zu Psychotherapie- und
Beratungsangeboten sowie Selbsthilfegruppen
für Betroffene von sexuellem Missbrauch
www.hilfeportal-missbrauch.de/informationen/
uebersicht-hilfe-und-beratung.html
Hilfetelefon Sexueller Missbrauch: 0800-22 55 530
(kostenfrei & anonym)

*Sexsucht (Angehörige) – Anonymous-Gruppen*
S-Anon Deutschland
Postfach 11 05 45, 28085 Bremen
Kontakttelefon: 01 75-6 84 00 10
E-Mail: s-anon@gmx.de
Internet: www.s-anon.de

*Sexsucht – Anonymous-Gruppen*
Anonyme Sexaholiker (AS) Deutschland
Postfach 12 62, 76002 Karlsruhe
Kontakttelefon: 01 75-7 92 51 13, für Frauen: 0160-92 96 60 10
E-Mail: info@anonyme-sexsuechtige.de,
für Frauen: frauen-as.d@posteo.de
Internet: www.anonyme-sexsuechtige.de

*Sexsucht/Liebessucht – Anonymous-Gruppen*
The Augustine Fellowship – Deutschsprachige S.L.A.A. e.V.
Postfach 55 04 45, 60403 Frankfurt
Kontakttelefon: 069/67 83 09 05
E-Mail: info@slaa.de
Internet: www.slaa.de

In jeder Stadt existieren Selbsthilfegruppen, deren Adressen im Internet recherchiert werden können, etwa über die *Nationale Kontakt- und Informationsstelle zur Anregung und Unterstützung von Selbsthilfegruppen (NAKOS)*: www.nakos.de/adressen/datenbanksuche. Beratungsstellen in der Nähe des eigenen Wohnorts findet man im Internet unter: www.dajeb.de/beratungsfuehrer-online/beratung-in-ihrer-naehe. 

### ÖSTERREICH

Adressen von Selbsthilfegruppen und Selbsthilfeorganisationen sind zu finden über die Internetseite www.selbsthilfe.at.
Eine Datenbank zu Adressen von Selbsthilfegruppen stellt das *Gesundheitsportal Österreich* zur Verfügung: www.gesundheit.gv.at/service/gesundheitssuche/selbsthilfegruppen.

### SCHWEIZ

Vermittlung von Selbsthilfegruppen durch:

Selbsthilfe Schweiz
Laufenstr. 12, 4053 Basel
Telefon: 061-3 33 86 01
E-Mail: info@selbsthilfeschweiz.ch
Internet: www.selbsthilfeschweiz.ch

Kinder lieben, wie sie sind, können nur Eltern, die selbst reif geworden sind und zu Selbstliebe gefunden haben. Einzig so ist es möglich, dass sie nicht ihre eigenen Probleme zu denen ihrer Kinder werden lassen. Damit sich eine eigene Persönlichkeit entwickeln kann, ist besonders das Vertrauen der Eltern in die Fähigkeit des Kindes, autonom zu werden, von Bedeutung. Ein Kind kann nur gelassen werden, wenn es gelassen wurde. Der Text von Khalil Gibran auf der nächsten Seite drückt eine denkbar ideale Haltung von Eltern ihren Kindern gegenüber aus, die als Leitbild dienen möge.

## Von den Kindern

Und eine Frau, die einen Säugling an der Brust hielt, sagte:
Sprich uns von den Kindern.
Und er sagte:
Eure Kinder sind nicht eure Kinder.
Sie sind die Söhne und Töchter der Sehnsucht des Lebens nach sich selber.
Sie kommen durch euch, aber nicht von euch,
Und obwohl sie mit euch sind, gehören sie euch doch nicht.
Ihr dürft ihnen eure Liebe geben, aber nicht eure Gedanken,
Denn sie haben ihre eigenen Gedanken.
Ihr dürft ihren Körpern ein Haus geben, aber nicht ihren Seelen,
Denn ihre Seelen wohnen im Haus von morgen, das ihr nicht besuchen könnt, nicht einmal in euren Träumen.
Ihr dürft euch bemühen, wie sie zu sein, aber versucht nicht, sie euch ähnlich zu machen.
Denn das Leben verläuft nicht rückwärts, noch verweilt es im Gestern.
Ihr seid die Bogen, von denen eure Kinder als lebende Pfeile ausgeschickt werden.
Der Schütze sieht das Ziel auf dem Pfad der Unendlichkeit, und Er spannt euch mit Seiner Macht, damit seine Pfeile schnell und weit fliegen.
Lasst eure Bogen von der Hand des Schützen auf Freude gerichtet sein;
Denn so wie Er den Pfeil liebt, der fliegt, so liebt Er auch den Bogen, der fest ist.[8]

8 K. Gibran: Der Prophet. 2. Aufl. Patmos, Düsseldorf 2005, S. 20 f.

# ANHANG

»Trauma« ist der griechische Begriff für »Wunde«. Ursprünglich wurde in der Medizin eine körperliche Wunde als Trauma bezeichnet. Psychotraumen sind seelische Verletzungen bzw. starke seelische Erschütterungen, die nicht so ohne Weiteres heilen.

Schwere Misshandlungen, Gewalterfahrungen, Unfälle, sexueller Missbrauch und ähnlich schwerwiegende Ereignisse sind mit Gefühlen von Hilflosigkeit, Todesangst und absolutem Ausgeliefertsein verbunden und werden zu einem bleibenden Problem.

Typische Folgen eines Psychotraumas sind:

- → Belastende Gedanken an die Ereignisse, sich aufdrängende Erinnerungen;
- → Schlafstörungen, Alpträume, Übererregung, Konzentrationsstörungen;
- → Rückzug, Interesselosigkeit;
- → die Welt scheint kein sicherer Ort mehr zu sein, sie wird als unberechenbar und feindselig empfunden. Das Leben hat seinen Sinn verloren.

Bei sexuellem Missbrauch zusätzlich:

- → Sexuelle Störungen: Ekel; Angst vor Nähe und Berührung; Selbsthass;
- → Schuldgefühle.

Das Ereignis oder die Ereignisse werden von der Psyche nicht integriert, die Belastung bleibt. Kinder neigen dazu, die Geschehnisse immer wieder »durchzuspielen«. Der Fachausdruck für diese Störung heißt »Posttraumatische Belastungsstörung«. Aufgabe einer Therapie ist, für eine bessere Verarbeitung des Traumas zu sorgen, die Folgen zu minimieren bzw. zum Verschwinden zu bringen. Einigen Menschen gelingt nicht nur die Verarbeitung des Psychotraumas, sondern sie wachsen geistig und spirituell daran.

BASS, E.; DAVIS, L.: *Trotz allem. Wege zur Selbstheilung für Frauen, die sexuelle Gewalt erfahren haben.* 15., aktualisierte und erweiterte Neuaufl. Orlanda, Berlin 2009.

BRÜDER GRIMM: *Kinder- und Hausmärchen.* 15. Aufl. Artemis & Winkler, Düsseldorf/Zürich 1997.

DREWERMANN, E.: *Tiefenpsychologie und Exegese.* Bd. 1: Die Wahrheit der Formen. 8. Aufl. Walter, Olten 1990.

FERENCZI, S.: *Sprachverwirrung zwischen dem Erwachsenen und dem Kind.* In: Schriften zur Psychoanalyse. Bd. II. 2. Aufl. Psychosozial Verlag, Gießen 2004.

FORBES, D. ET AL.: *Brief report: treatment of combat-related nightmares using imagery rehearsal: a pilot study.* In: Journal of Traumatic Stress 14.2, S. 433–442.

GIBRAN, K.; *Der Prophet.* 2. Aufl. Patmos, Düsseldorf 2005.

HIRSCH, M.: *Realer Inzest. Psychodynamik des sexuellen Missbrauchs in der Familie.* 2. Aufl. Psychosozial Verlag, Gießen 1999.

KERNBERG, O. F.: *Borderline-Störungen und pathologischer Narzißmus.* 15. Aufl. Suhrkamp, Frankfurt a. M. 2009.

KLOPSTECH, A.: *Das Trauma sexuellen Mißbrauchs: Wo Berührung mißhandelt hat und wie Berührung heilen kann.* In: Forum der Bioenergetischen Analyse 2/96.

KRYSTAL, P.: *Die inneren Fesseln sprengen. Befreiung von falschen Sicherheiten.* Ullstein, Berlin 2004.

MAHLER, M. S.; PINE, F.; BERGMANN, A.: *Die psychische Geburt des Menschen. Symbiose und Individuation.* S. Fischer, Frankfurt a. M. 1980.

REDDEMANN, LUISE: *Imagination als heilsame Kraft. Zur Behandlung von Traumafolgen mit ressourcenorientierten Verfahren.* 14., durchges. Aufl. Klett-Cotta, Stuttgart 2008.

RICHTER, H.-E.: *Eltern, Kind und Neurose.* 31. Aufl. Rowohlt, Reinbek b. Hamburg 2003.

ROHDE-DACHSER, C.: *Das Borderline-Syndrom.* 7., vollst. überarb. u. erw. Aufl. Huber, Bern 2004.

RÖHR, H.-P.: *Die vierte Seite des Suchtdreiecks. Über die Bedeutung von Spiritualität und Religiosität in der Therapie.* In: Fredeburger Hefte Nr. 4/1994, S. 22–31

RÖHR, H.-P.: *Weg aus dem Chaos. Das Hans-mein-Igel-Syndrom oder*

*Die Borderline-Störung verstehen.* 9. Auf. Patmos, Düsseldorf 2006.
RÖHR, H.-P.: *Das Gleichnis vom verlorenen Sohn – Schuld, Neid und Eifersucht.* In: Fredeburger Hefte Nr. 1, o. J.
SACHSSE, U.: *»Blut tut gut«. Genese, Psychodynamik und Psychotherapie offener Selbstbeschädigung der Haut.* In: Hirsch, M.: (Hg.) Der eigene Körper als Objekt. Zur Psychodynamik selbstdestruktiven Körperagierens. 2. Aufl. Psychosozial Verlag, Gießen 1998.
SALIER, H.; SALIER, R.: *Sexueller Missbrauch von Kindern. Diagnostische und therapeutische Aspekte.* In: Pädiatr. Prax. 33, S. 573–580.
SCHENGOLD, L.: *Child abuse and deprivation: Soul murder.* In: J. Am. Psychanal. Assoc. 11, S. 725–751.
SHAPIRO, F.; FORREST, M.: *EMDR in Aktion. Die neue Kurzzeit-Therapie in der Praxis.* Junfermann, Paderborn 2007.
WASSMO, H.: *Das Haus mit der blinden Glasveranda.* Aus dem Norwegischen von I. Sack. Droemer Knaur, München 1984.
WILBER, K.: *Das Spektrum des Bewußtseins.* 6. Aufl. Rowohlt, Reinbek b. Hamburg 2003.
WIRTZ, U.: *Seelenmord. Inzest und Therapie.* Kreuz, Zürich 1989. Neuauflage: Kreuz, Stuttgart 2005.